PARACELSUS – PHILOSOPHIE UND HEILKUNDE IN ZEITLOSER AKTUALITÄT

Paracelsus

Philosophie und Heilkunde in zeitloser Aktualität

von

Dr. Klaus Bielau

Kristall-Reihe 8

2001

Rozekruis Pers/DRP-Rosenkreuz Verlag - Haarlem/Birnbach

In der Kristall-Reihe sind erschienen:

1. Hermes Trismegistos – Ermahnung der Seele
2. Mysterientiere
3. Die Kenntnis die erleuchtet
4. Die Rückkehr zum Ursprung
5. Gnosis als innerliche Religion
6. Rozenkreuzer einst und heute
7. Die Rute des Treibers zerbrochen

Klaus Bielau:
Paracelsus
Philosophie und Heilkunde
in zeitloser Aktualität
Kristallreihe 8

Neuauflage 2010
DRP Rosenkreuz Verlag, Birnbach

ISBN 978-3-938540-24-4

Inhalt

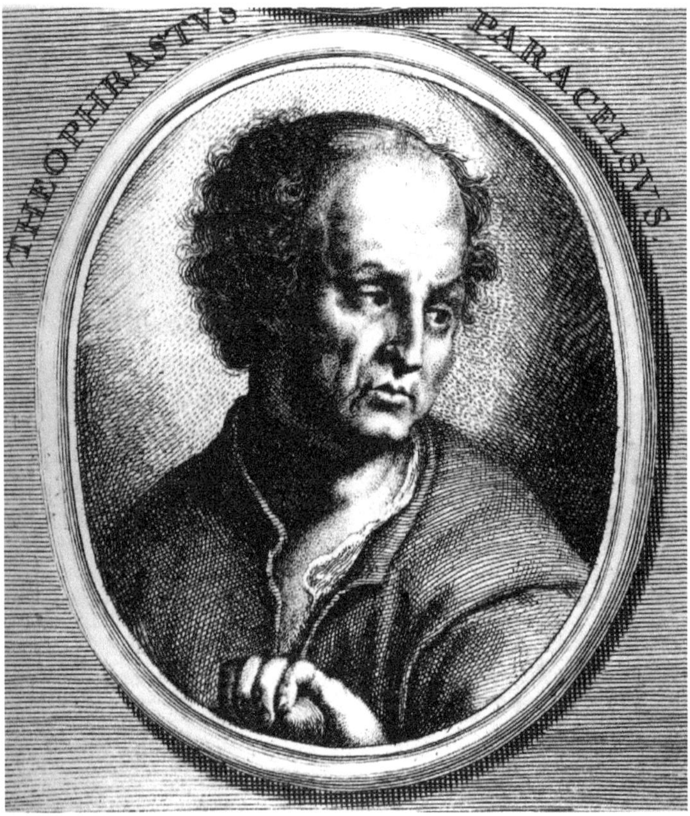

Kupferstich von Joachim von Sandrart (1606-88) nach zeitgenossischem Bildnis. Photo AKG Berlin.

Teil 1

Annäherung

Paracelsus. Ein magischer Name, der die Geschichte des modernen Denkens durchzieht. Ein Name, an dem sich die Geister scheiden. Ein Name, der niemanden gleichgültig läßt. Das Schicksal kündigt sich im voraus schon an: Nach meinem Tod will ich mehr gegen euch ausrichten denn zuvor...' Tatsächlich ist Paracelsus immer noch da: um Fragen zu stellen, um aufzufordern, um zu beunruhigen, um aufzustören. Wie soll man diesem außerordentlichen Mann begegnen, wie soll man ihn verstehen? Er spricht selbstverständlich von der Philosophie, der Religion, der Alchemie, vom Menschen und den Elementen, von Signaturen und Nymphen; er spricht vom Ganzen der Welt und der Natur. Wir werden einen Menschen mit einem unruhigen Leben begegnen, einem leidenschaftlichen, umgetriebenen, erleuchteten Manne. Wie ein Vulkanausbruch, wie ein Sturmwind, sagt C.G. Jung.

(Lucien Braun, *Paracelsus*)

Sich Paracelsus zu nähern heißt, Freiheit im Denken und Selbstautorität zu entwickeln, gemäß seinem Wahlspruch: *Alterius non sit, qui suus esse potest* (eines anderen sei nicht, wer er selbst sein kann). Frei von bindenden Traditionen, frei von Gewohnheiten, frei von Vorurteil. – *Frei von Vorurteil*! Vielleicht kommen unsere Schwierigkeiten, Paracelsus zu verstehen und zu erfassen daher, dass wir noch zu gebunden sind an unsere bequem-bürgerlichen Denk- und Lebensgewohnheiten; vielleicht noch zu brav, vielleicht trotz allen Versuchen und allen Bemühens zu wenig radikal sind – uns selbst gegenüber wohlgemerkt, vielleicht zu ängstlich sind, was uns selbst betrifft?

I - I

Das Leben

Wir schreiben den 10. November des Jahres 1493. Nahe dem Südufer des Zürcher Sees, im schweizerischen Einsiedeln, wird Wilhelm von Hohenheim und seiner Frau ein Knabe geschenkt. Er erhält den Namen Theophrastus. Wie allen Bewohnern dieser Gegend so ist auch der Arztfamilie nur ein bescheidenes Dasein beschert.

Paracelsus erwähnt in seinen Schriften öfter die Armut, in der er aufgewachsen war. Er sagt, der Hunger sei ständiger Gefährte seiner Jugend gewesen. Aber es scheint keine bitteren Erinnerungen aus jener Zeit zu geben, kommt er doch zu folgender Erkenntnis: »Selig und mehr denn selig der, dem Gott die Gnade der Armut schenkt.«

Er bejaht das dürftige Leben, erkennt er doch, daß die Einfachheit der Nahrung eine der sichersten Bedingungen einer guten Gesundheit, das Fehlen irdischer Güter hingegen das beste Stimulans ist, um die höheren Eigenschaften des Menschen zu entwickeln.

Paracelsus, in den Fußstapfen des Vaters, studiert Medizin. Er wechselt häufig die Universitäten; doch weder in Wien, noch in Montpellier, noch in Basel oder in Ferrara findet er Antworten auf die brennenden Fragen vom Wesen der Gesundheit, vom Wesen der Krankheit, vom Leben und Sterben, vom Wesen des Mensch-Seins schlechthin. Und das sind die Fragen, denen er seit den Tagen der Jugend auf der Spur ist.

Die Enttäuschung der Studienjahre findet an vielen Stellen seiner Schriften Ausdruck. Er sieht in der Ausbildung vor allem hohle Schablonen, die den Studenten dazu zwingen, große Mengen von Einzelheiten auswendig zu lernen und ihnen doktrinäre Systeme eintrichtern, deren Grundlagen meist auf Spekulation und Dogmen gebaut sind.

Nach Erhalt der Doktorwürde beginnt die Wanderschaft durch Europa, die nach manchen Quellen bis in den vorderen Orient reichte.

Er begnügt sich nicht mit dem äußeren des Menschen und der Natur, sondern begibt sich auf die Suche nach dem Kern der Dinge, nach dem Wesen der Existenz des Menschen und weiß, daß nur die Klärung dieser Fragen, ihn der wahren Heilkunde werde nähern können. Die wahre Heilkunde ist die obere Heilkunde, die *Medicina Adepta*, die von der grundlegenden Krankheit heilen wird: der Krankheit der Zeit, der Krankheit, nicht zu wissen, was Ende und Bestimmung von allem, des Menschen, der Welt, des Alls ist.

Sein Ruf als Arzt geht bald durch Europa, manche Stadt war auf den jungen Arzt aufmerksam geworden, so auch Basel in der Schweiz, wo er im Jahre 1526 zum Stadtphysikus und Professor für Medizin ernannt wird und bald Berühmtheit erlangt durch seine erfolgreichen Kuren.

Eine der aufsehendsten ist die des bekannten Buchdruckers Frobenius, der vom Pferde gestürzt war und trotz aller erdenklichen Bemühungen der berühmtesten Ärzte einen Dauerschaden davongetragen hatte. Der Fuß sollte amputiert werden, da sich ein Gangrän einstellte. Paracelsus gelingt es, den Leidenden binnen kurzer Zeit restlos zu heilen (Wahrscheinlich mit spagyrisch aufbereiteter *Arnica* – der Homöopathie ist das potenzierte Arnica bei alten und tief liegenden Leiden nach Verletzungen bekannt).

I - 2

Paracelsus – der bekannteste Arzt des alten Erdkreises

Seine Vorlesungen hält er in der Muttersprache, in Deutsch, was einer Revolution gleich kommt. – Die Heilkunst seiner Zeit, auf äußerst tönernen Füßen stehend, und eigentlich eine bunte Mischung aus Aberglauben und Irrtümmern, konnte die Menge durch die gelehrten und unverständlichen Worte in die Irre führen: eindrucksvolle Phrasen in Latein und Griechisch – für Paracelsus leere Formen. Der scheingelehrten Scharlatanerie musste er auf den Leib rücken – kraft seines Auftrages und seiner Berufung konnte er nicht anders – und so wurde er der große Entlarver des Falschen und Dünkelhaften. Sowohl in der Medizin wie auch in der Philosophie. Nur die innere Erkenntnis der Übernatur und der Natur dürfen Quellen des ärztlichen Tuns sein.

Paracelsus: Alle Künste und alles Wissen des Menschen sind vom Beweger des Alls, von Gott. Dieses Wissen kommt zum Teil vom Lichte der Natur.

(Aus: *Über die Signaturenlehre*)

Denn alle solchen Dinge, wie Theologie, wie Juristerei, wie Medizin haben ihren Ursprung bei Gott. Darum sollen sie gesucht und gelernt werden in ihrer hohen Schule, die nur bei Ihm ist, von dem alle Dinge ausgehen.

(Aus: *Die natürliche Astronomie*)

In Basel findet er Anhänger unter den Suchern nach einer tiefen Erneuerung, die letztlich zu dem führte, was als Renaissance in der Geschichte steht – allerdings auch viele Feinde, vor allem bei Ärzten und Apothekern, deren Scharlatanerie er mit heftigsten Worten bloßlegt. Denn hat das *Licht der Wahrheit* nicht immer und überall die Gegnerschaft des Unwahren und Verdrehten aufgerufen?

Er verfaßt einen Aufruf an das Publikum und seine Studenten, in dem er die Scheinweisheit seiner Kollegen entlarvt. Dieser Aufruf – am Dom zu Basel angeschlagen – ist von massiver Wirkung, erschüttert gleichsam das morsche Gebäude der spekulativen Medizin ---

Wir wollen nun den geheimnisumwobenen Lebensgang des Theophrastus nicht weiter- verfolgen, kommen später nochmals darauf zurück.

Warum, so fragen Sie sich jetzt vielleicht, verehrter Leser, den Staub der Geschichte aufrühren, wenn sich darunter nicht zeitlose Aktualität verbirgt, die, wenn sie erkannt wird, im Heute ungebrochene Bedeutung hat?

1 - 3
Der Zugang

Auf dem Spiralengang der Entwicklungen gibt es viele Türen und dazugehörige Schlüssel, abhängig vom Bewußtsein des Menschen. Einen Schlüssel zum Verständnis für Auftrag und Lehre des Hohenheimers finden wir in den Erklärungen zur *Fama fraternitatis*, dem *Ruf der Rosenkreuzerbruderschaft* vom Niederländer J. van Rijckenborgh, einem gnostischen Autor und Menschheitslehrer, der sich wie Theophrastus um Erneuerung des Christentums bemüht.

Da lesen wir im Kapitel *Theophrastus*:

Wir stellen Sie vor eine Gestalt, die Theophrastus genannt wird. Theo-phrastus, übersetzt der Gotteserklärer, oder vielleicht werden Sie ihn besser als Paracelsus kennen, das bedeutet: der Erhabene. Möglicherweise wissen Sie, wie es diesem Menschen erging. Er war ein äußerst tüchtiger Arzt, der in jeder Hinsicht seine Zeitgenossen weit überragte. Dazu war er ein Beflissener der höheren Magie und verfügte über eine Kenntnis, so vollständig und erhaben, daß die neidischen Zeitgenossen seinen gelehrten Abhandlungen nicht folgen konnten. Es war ein großes Gerücht über ihn in ganz Europa im Umlauf; die von ihm zustande gebrachten Heilungen schienen dem erstaunten Publikum gewaltige Wunder zu sein. Die gesamte Grundlage der medizinischen Wissen-

schaften warf er über den Haufen und brachte auf allen entsprechenden Gebieten eingreifende Neuerungen... Hätte man auf Paracelsus gehört, dann würden viele wunderliche Linien in der Weltgeschichte anders verlaufen sein... Die Lehren des Paracelsus würden zu einer Weltreformation von unabsehbarer Bedeutung geführt haben, und es ist nicht ohne Sinn, daß die Fama fraternitatis von ihm spricht. Doch auch dieser Mann wurde in seiner Bewegung von der großen Menge der Weisen und Scheingelehrten behindert, so daß er niemals imstande war, mit anderen auf friedliche Weise den Begriff und die Kenntnis, die er von der Natur der Dinge hatte, zu besprechen. Man haßte und scheute ihn, weil er mehr wußte und mehr tat, als die anderen. Und darum war die überwältigende Entlarvung die Ursache, daß man anfing, eifrig die Waffe der Verleumdung handzuhaben. Zur Zeit des Paracelsus konnte man das ebensogut wie heute... Wenn man mit offenem Visier in der Welt kämpft und diese Aktion für die Gegner mit ihren niederen Absichten schwierig wird, dann kommt man mit der Verleumdung. Zur Zeit Paracelsus konnnt man das so gut wie heute...

Wir schreiben über diese Dinge, weil vor uns die leuchtende Gestalt des Theophrastus Paracelsus steht. Er war ein Mann, der die Wahrheit über alles liebte und er richtete diese Wahrheit... an seine dünkelhaften Zeitgenossen. Nicht er war der Hasser, sondern sie waren es, die im Licht seiner unentrinnbaren Liebe zusammenschrumpften und ihn schließlich zu Tode trafen. Theophrast kam mit seiner Wahrheit, seinem Protest, seiner Entlarvung: man ermordete ihn! – Soweit das Zitat.

Die Lichtspuren, die Theophrastus durch ganz Europa zog, wurden aufgegriffen von einigen, die in der Folge *Pa-*

racelsisten genannt wurden, die die Theologie und Medizin des Hohenheimers weiterverfolgten und ausschlaggebend mit dazu beitrugen, daß es zu den Veränderungen in Europa kam, die wir als Renaissance kennen (der *Wiedergeburt* des wahren Menschen, des Bildnisses in uns – jenseits der bekannten geschichtlichen Ereignisse).

Einige Namen seien erwähnt: John Dee, Robert Fludd, Giordano Bruno, in den darauffolgenden Jahrzehnten Valentin Andreae, Johann Keppler, Jakob Böhme, Comenius ---

Es ist der Beginn der Renaissance, eine der großen Zeitenwenden im Gang der Menschheit und ihrer Geschichte. Das Selbstbewußtsein erwacht. Die Zeit der Reformation; Altes und Dogmatisches wird aufgebrochen, erstarrte Formen fallen. Im übrigen waren Luther und Paracelsus Zeitgenossen, der Kirchenreformator zehn Jahre älter als der Physikus.

Immer wieder ist Paracelsus Gegenstand von wissenschaftlichen Abhandlungen und Interpretationen. Wir wollen nicht einstimmen in den Chor der Experten; das Erbe zu heben, das Werk zu verstehen in zeitloser Aktualität, ist der Versuch.

I - 4

Die Brücke

Werfen wir nun nochmals einen Blick auf das Leben des Hohenheimers, dessen äußere Stationen seinen inneren Auftrag und seine Bestimmung bereits bezeichnen – wie es sehr oft der Fall ist bei den bedeutenden Lehrern der Menschheit. Dieser Auftrag des Theophrastus ist es, der zeitlose und ungebrochene Bedeutung hat.

Paracelsus, in die Welt gesandt, um eine *Brücke* zwischen den zwei Lebensfeldern, dem zeitlichen und dem ewigen, zu sein. Eine Brücke, für die, die verstehen, für die, die dem Drängen ihrer Seele nach dem großen Geheimnis nachgeben; das Geheimnis vom Ewigen, das in unseren Tagen wieder so viele zu bewegen scheint --- und das zum Universellen, dem *Höchsten Heilmittel* führt: zur Tinctura magica oder Tinctura philosophica der Alchemisten.

Im alten Indien, auf dem Tore eines Königspalastes, findet sich der Ausspruch: *Und Jesus sagte: Die Welt ist eine Brücke – ziehe über sie, doch laß dich nicht nieder auf ihr.*

Die Brücke – ein altes Symbol in den Weisheitssprachen aller Epochen – um aus den Gebieten der Zeit und des Raumes in die der Ewigkeit, der inneren Berufung des Menschen zu kommen.

Ja, die Zeit ist der größte Gaukler und der Mensch der größte Narr. Das Rad der Zeit dreht sich in der Leere des Raumes. Eins ist die Straße von Leben und Tod auf dem Radkranz der Zeit. Denn Bewegung in einem Kreis kann niemals zu einem Ende kommen noch sich selbst erschöpfen. Und alle Bewegung in der Welt ist eine Bewegung in einem Kreis. Wird denn der Mensch sich niemals aus dem Zirkelschluß der Zeit befreien? Der Mensch wird es, weil er der Erbe von Gottes heiliger Freiheit ist. Das Rad der Zeit dreht sich, aber seine Achse ist für immer in Ruhe.

Gott ist die Achse des Rades der Zeit. Obwohl sich alle Dinge in Zeit und Raum um Ihn drehen, so ist Er dennoch für immer zeitlos und raumlos und in Ruhe. Obwohl alle Dinge aus seinem Wort hervorgehen, so ist dennoch Sein Wort so zeitlos und raumlos wie Er selbst. In der Achse ist alles in Frieden. Auf dem Radkranz ist alles in Aufruhr. Wo möchtet ihr lieber sein?

(Aus: *Das Buch des Mirdad* von Mikail Naimy)*

Und Paracelsus Aufgabe war und ist es, eine Speiche zu sein zwischen dem Radkranz der Zeit zur ewig ruhenden Achse, eine Brücke von einem Lebensfeld zum anderen ---

Er wurde 1493 geboren – einem Saturnjahr. Saturn, seits altersher der Zerbrecher alles Alten, damit das Neue zur Offenbarung, zur Wiedergeburt (also zur Renaissance) kommen kann. Im Elternpaar können wir die Verbindung von Geistigem und Irdischem gleichnishaft wieder finden: Der Vater von hohem Adel, ein Hohenheim --- die hohe, die Geist-Seelen-Welt. Die Mutter, Leibeigene im Kloster zu Einsiedeln --- die Gebundheit an das Irdische. Der Geburtsort – Maria Einsiedeln: Aus der Welt der unsterblichen Seelen, dem Meere der Vollkommen-

* DRP-Rosenkreuz Verlag, Birnbach, 5e Aufl. 2000, S.139

heit, der Matrix aller Offenbarung, *Maria*, kommend, muss sich eine solche Seele als *Einsiedler* in der vergänglichen und chaotischen Welt der Täuschung finden. Doch nur die äussere Ansicht lebt in Einsamkeit – der Kern, das Wesentliche, der bewusste Mikrokosmos bleibt stetig an den großen Auftrag aller Universellen gebunden: Der gefallenen und irrenden Menschheit Licht und Liebe durch alle Widerstände hindurch zu bringen – und damit auch die Wege, durch die wir den ursprünglichen Plan, den Plan der Gottheit mit Mensch und Welt, zur Erfüllung bringen können.

Es existieren Sagen, Paracelsus habe einen Pakt mit dem Teufel gehabt. Können wir dies recht begreifen, müssen wir erkennen, daß wir alle, die wir an diese dialektische Ordnung gebunden, gleichermaßen an den Pakt mit Diabolo (von dia-volere, wörtlich: entzweien) gebunden sind und bleiben, solange wir nicht in der Einheit der Weltseele aufgehen.

Als 9-jähriger, die Mutter ist bereits verstorben, zieht er mit seinem Vater nach Villach in Österreich. Villach, eine alte Brückenstadt zwischen Nord- und Südeuropa. – Der Knabe reift zum jungen Mann. Der Vater lehrt ihn das grundlegende Handwerkszeug der Medizin. Außerdem wird er von hohen geistlichen Würdenträgern unterrichtet. In Ferrara (Italien), promoviert er zum Doktor beider Medizinen – der inneren und der Wundmedizin. *Ferrara – fucina ferrara:* die Eisenschmiede, das Zubereiten des Rohen, Ungeformten. Für Paracelsus: die Verfestigung der Brückenfunktion, damit er seine Aufgabe wird erfüllen können.

Danach beginnt die große und erstaunliche Wanderschaft

durch Europa, durch den alten Kontinent, reichend, wie gesagt, bis in den vorderen Orient, in das heilige Land.

Paracelsus schreibt viel, lehrt viel, heilt eine große Zahl von Menschen mit den Methoden seiner Heilkunde, die Teil hat am *Licht der Natur*. Dort, wo er hinkommt, bringt er Unruhe und Bewegung unter die Autoritäten seiner Zeit, nimmt er sich doch kein Blatt vor den Mund, wenn es um die alten Ansichten und ihre Wirkungslosigkeit, die verbreitete Scharlatanerie geht, die einzig dazu angetan ist, die Säckel zu füllen. Anderen, die innerlich gedrängt, auf der Suche nach Auswegen sind, bringt er die Kunde von den Möglichkeiten der Überwindung durch die gelebte Alchemie und ist Zeuge der *oberen Heilkunde*, ein Botschafter vom *Licht des Geistes* – dem Lichte der Überwindung.

Zu Lebzeiten konnte nur Weniges von seinen Werken in Druck gehen. Druckzusagen wurden, nach Bekanntwerden der Inhalte, oft genug von Standesgenossen, »wissenschaftlichen« Autoritäten, auch von Geschäftsleuten, die (wahrscheinlich zurecht) eine Gefährdung ihrer Interessen befürchteten, hintertrieben und nicht eingehalten.

I - 5
»Vitam cum morte mutavit«

Die lezte Zeit verbringt Hohenheim in Salzburg und wohnt dort im *Haus zur weißen Rose*. Das Todesjahr 1541. Die erste irdische Mission des Paracelsus ist getan. Das große und weite Feld seines Wirkens wartet.

Es mag Zufall sein, vielleicht ohne zu große Bedeutung im Zeitenlauf, doch Geburts- und Todesjahr zusammen ergeben die Zahl 10; kabbalistisch-philosophisch die Zahl der Erfüllung, der Vollständigkeit; die Zahl ununterbrochenen Flusses reiner, kosmischer Kräfte, der Kräfte des Vulkanus, der Sonne hinter der Sonne, so hören wir bei van Rijkenborgh im vorhin erwähnten Werk.

Nun wird die geheimnisvolle Inschrift auf der Grabtafel des Paracelsus erklärlich werden: *Vitam cum morte mutavit* – er hat das Leben mit dem Tod *verändert*. Verändert, und nicht vertauscht, wie die häufigere, jedoch ungenaue Übersetzung lautet. Das Wissen der Gnostiker aller Epochen, wir könnten das Leben durch den Tod ändern, ist eben eher wenig verbreitet.

Wer zeitlebens die *Neue, die Zweite Geburt*, die Überwindung, feiern konnte, dem ist der körperliche Tod wie das Ablegen eines schweren Wintermantels bei Betreten des lichten und warmen Hauses, von wo aus die Arbeit im

Dienste der Menschheit, im Dienste der Erfüllung des Weltenplanes weitergeführt wird. Darum paßt so recht der Ausspruch: *Nach meinem Tode will ich mehr gegen euch erreichen denn zuvor; und wenn ihr auch meinen Leib fraßt, so habt ihr bloß Dreck gefressen: der Theophrast wird auch ohne Leib wider euch kämpfen.*

I - 6

Paracelsus, Erneuerer des Christentums

Etwa die Hälfte seines Werkes ist theologischen Inhaltes. *Suche nach dem Grund der Dinge, der Rest wird dir zufallen*. Der Grund der Dinge ist Gott, der Vater, der Beweger des Alls, das Lebensfeld der unsterblichen Seelen, der Beginn und das Ende von allem, der den Sohn zu den Menschen sandte, damit sie die Möglichkeit bekämen, durch die Neue Geburt Ihm – dem Sohn und dem Vater – gleich zu werden. Nun ist es aber ein tiefes Geheimnis um diese *Neue Geburt*, das jenen zu erklären, die Ohren hatten zu hören, Theo-phrast, der Gotteserklärer, in die Welt gekommen ist. --- Als ein Zeuge des Lichtes.

Wen meint Theophrastus, der Gotteserklärer, wenn er von Gott spricht? Gott, die Kraft vom Anbeginn, das Licht, das in die Finsternis scheint, das Wort, der Logos, der Allwille, aus dem alles ist, was ist --- und der inmitten des Menschen auf seine Befreiung, seine *Verklärung*, wartet. Befreien wir uns – soweit es uns nur irgendwie möglich ist – von den althergebrachten Vorstellungen und Bildern zum Begriff Gott.

Wir können ebenso gut *Tao* oder *Brahman* oder *der Allein Gute* (Hermes Trismegistos), oder *der Unaussprechliche, der ist, wo das Sein der veränderlichen Welt nicht ist*, sagen.

Vom Lichte der Natur und vom Lichte des Geistes

Von zwei Lichtern ist die Rede in der Philosophia sagax (der *tiefgründigen* Philosophie) des Hohenheimers. Das Licht der Natur: die Wahrheit im Vergänglichen; die Kräfte, die den Gang der Natur ermöglichen – das Leben von Pflanzen, Tieren, des Menschen in seiner vergänglichen Ansicht und auch des Mineralreiches, das ja nur vordergründig ohne Leben ist. Hohenheim nennt es auch das *tödliche* Licht, da es über die Zeit keinen Bestand hat – es ist zum Nutzen, es ist zum Schaden – es ist Teil der *polaren* Welt.

Paracelsus: Nun sollt ihr also wissen, daß die himmlische Medizin auf Erden keinen Acker hat, in dem sie wächst oder gedeiht, sondern allein im Neuen Leibe haben alle Wörter Kraft und Wirkung hier auf dieser Erde. Der Mensch soll der himmlischen Medizin mehr Achtung und Liebe zuwenden als der sterblichen. Denn was die Natur heute aufrichtet, das fällt morgen wieder zu Boden. Die Natur kann es nicht so gut aufrichten, daß es der Tod nicht hinwegnehmen kann. Tod ist unsere Arzneikunst in der Natur. Aber die Arznei des Lebens, die beruht auf der Neuen Geburt... Der natürliche Doktor hat das Arsenik, Auripigment, das Quecksilber usw. Sie vermögen dieses und jenes und sind von guter Wirkung, doch mitunter ist ihnen der Tod. Das vermag die Natur des sterblichen

Leibes. Die des ewigen aber wirkt nichts als Gutes, Gutes und aber Gutes.

(Aus: *Die himmlische und natürliche Astronomie*)

Die des ewigen aber vermag nichts als Gutes, Gutes und aber Gutes... Großes Mysterium des menschlichen Lebens. Dessen Bestimmung durch die Zeiten klingt und das Ohr des suchenden Menschen zu erfassen vermag.

Das *Licht der Natur* – ein wunderbares Symbol ist die Sonne, deren milde Strahlen im Frühjahr die Kälte des Winters vertreiben, das zarte Grün in der neu erwachten Vegetation ermöglichen, die aber ebenso verbrennen und gnadenlose Dürren hervorrufen kann. Sie geht auf – sie geht unter, läßt Sommer werden und Winter ---

Liegt die Lebenskraft darnieder, so sprechen wir von Krankheit – das Licht der Natur ist verdunkelt. Und die Gesetze der Ähnlichkeit, der Resonanz geben den Hinweis, um die aus den Naturreichen freigemachte Essenz – als das natürliche Licht – der leidenden Lebenskraft bereitzustellen.

Das *Licht des Geistes* ist demgegenüber das Licht der Einen Wahrheit, die unvergänglich und dauernd ist und die zu erkennen Auftrag und letztes Ziel des Menschen der Natur ist; dieses Licht liegt in ihm, verdunkelt durch das Chaos der Unkenntnis und Abgetrenntheit. Dadurch kann auch das vergängliche Licht, das der Natur, nur mehr getrübt scheinen. Der Mensch unseres Zeitalters hat durch sein die Gesetze des Lebens mißachtendes Denken und Handeln die Naturreiche aufs Gröbste geschändet, und wir erleben zur Zeit bereits einen Teil der Folgen davon. Wodurch kommt es zur sichtbaren Zerstörung, zur sichtbaren Krankheit in uns und unserer Natur? Durch unser fundamentales Unverständnis! Unser eigensinniges Denken und Wollen gebiert die entsprechenden Folgen. Wie sollte es auch anders sein. Die Wahrheit, die unserere Natur innewohnt – die kennen wir nicht mehr --- Wahrheit? In unserer Natur der Täuschungen eine *Wahrheit*? Ja: *Alles kommt und geht und ist steter Veränderung unterworfen* – das ist die Wahrheit der bewegten Natur. Und wie wenig sind wir bereit, dies anzunehmen und zu verstehen! Dabei hat diese Natur die Aufgabe, Boden für die Ewigkeit, für das *Licht des Geistigen*, zu sein, wodurch die seltene Mitternachtsblume, die Goldene Rose am alten Stamm des Lebens, neu zu erblühen beginnt. Und ein Freudengesang erklingt durch die Chöre des Himmels: Siehe, es ist einer wahrhaft Mensch geworden.

Ist das Natürliche vom Geistigen, vom Allwillen, von Tao, das ist das Innerste vom Inneren im Menschen, durchstrahlt, wird es seine tatsächliche Aufgabe wahrnehmen können und auch zu einem einigermaßen klaglosen Funktionieren des natürlichen Körpers beitragen.

Das Licht des Geistes – unwandelbar und strahlend – heilt indem es das Alte, das Vergängliche, zum Abbruch führt und das Neue, den Ewigkeitsgänger im Menschen, den bislang schwerkranken und gebundenen, wieder den ihm zustehenden Platz läßt – *durch den alchymischen Prozeß der Umwandlung.*

PARACELSUS: Von zwei Lichtern ist die Rede, einem ewigen und einem sterblichen. Das ewige vollbringt seinen Wandel in der Seele, das sterbliche im Leibe; das sterbliche Licht wirkt im natürlichen Lichte, das Ewige im Ewigen...

Was sollte es nun für Feindschaft geben zwischen dem Arzt des Sterblichen und dem des Ewigen? Ein Exempel: Der Arzt des Sterblichen macht den Kranken gesund, der Apostel macht ihn auch gesund. Daß der Apostel den natürlichen Arzt übertrifft, das macht die Neue Geburt. Daß aber das Licht der Natur darum verworfen sei, das gestattet die Gottheit nicht. Daran aber, daß der Apostel das Tote wieder lebendig macht und der natürliche Arzt nicht, daran erkennt dieser, daß seine Kunst ein Fußschemel ist für den Ewigen... Der eine Teil redet von oben herab, der andere von unten hinauf und beide sind im Rechte in ihrem Licht. Wenn auch die Apostel viele gesund gemacht haben, sollte deswegen die Arznei nichts sein? Also ist das natürliche Licht ein Verweser (d.h. Verwahrer) des Heiligen.

(Aus: *Philosophia sagax oder die große Astronomie*)

I - 7

Die Alchemie des Paracelsus

Chymeia, griech.: die Scheidekunst, das Scheiden der Metalle. — Das Werk des Paracelsus ist von vielen Geheimnissen durchzogen. Eines der größten, das dem materialistischen Denken vollständig verschlossen bleiben muss, ist die Umwandlung der Metalle, die All-Chemie. Von zweierlei Alchemien ist die Rede: der oberen und einer unteren.

Untere Alchemie: ist die Umwandlung der Materie durch die Kräfte der Natur, durch das Licht der Natur. Während in der Chemie Stoffe miteinander verbunden oder geschieden werden, wobei am Ende nichts prinzipiell Neues zustande kommt, tritt in der Al-Chemie das *Leben* hinzu, wodurch sich Lebendiges in neuen Formen entwickeln kann, wie aus dem Samen der Baum, aus dem Baum die Frucht, aus der Frucht wiederum der Samen usw. Die Alchemie könnten wir als die Chemie des Lebens bezeichnen. Der Körper ist streng genommen ein einziges, wunderbar aufeinander abgestimmtes alchemisches Geschehen, damit alle Organe erhalten, was sie brauchen, um ihre Aufgabe im Zusammenspiel im Gesamtorganismus zu erfüllen.

Obere Alchemie: Wurde tatsächlich Gold tingiert, konnten die Alten wirklich die unreinen Metalle in Gold und Silber transmutieren oder ist diese Umwandlung vielmehr ein Prozeß, der im Menschen, der innerliche Kenntnis (d. h. also *Gnosis*) hat, geschehen kann und geschehen muss? Im Traktat *Über die Verwandlungen* im Buche *De Natura Rerum* werden detaillierte Angaben über die Bereitungen der edlen Metalle gegeben. Irren wird, wer materielles Gold herstellen will. Vielmehr handelt es sich um symbolhafte Beschreibungen einer inneren Wirklichkeit: das Blei der animalen Naturseele, das unreine Metall muss durch das Feuer geläutert und zum Golde der Geistseele transmutiert werden: Dem ist ewige Jugend beschieden, der in sich den Stein der Weisen verwirklicht hat --- Dann entsteht aus der *Perle*, aus dem *Saatatom Jesu* im Wesen der Natur die unsterbliche Ansicht des Menschen. Das Laboratorium ist die Seele, aus der der Mensch der Neuen Geburt in der Kraft des läuternden Feuers entsteht.

Ein wahrer Alchemist ist jener, der durch lebendige Kenntnis Wahres von Falschem, Licht von Finsternis, das Allein-Gute von der polaren Welt von Gut und Böse zu scheiden in der Lage ist; ist jener, der das Wort, das magisch-schöpferische Wort zu sprechen weiß.

Paracelsus: Nur das allein ist Gold, was von allen Schlacken gereinigt wurde, was durch das Feuer in seinen Urzustand Blei zurückgeführt, durch das Spießglas, das heißt im Antimon zum Ausblühen gebracht, und richtig zubereitet und verwandelt wurde. Wie nun dies Verfahren eine Prüfung des Goldes bedeutet, so ist es auch Gleichnis für die Erprobung des Auferstehungsleibes. Denn auch der wird alle Schlacken des irdischen Leibes abstreifen müssen und einer noch viel härteren Feuerprobe bedürfen; er wird ein Schmelzen, Herrichten und Zubereiten durchmachen, ein Verwandeln zu erleiden haben, auf daß er ganz lauter und rein werde. Das bedeutet nun nicht daß das Unreine rein, das Verwesliche, das Trübe lauter werde. Denn Unreines bleibt unrein, Kot bleibt Kot. Aber die Perle, die sich darin verbarg, wird daraus hervorgehen, und sie ist es, die dereinst verklärt wird. Die Perle selbst ist ja niemals unrein gewesen, aber sie lag in der Finsternis verborgen!

Wer sich befreien kann von Vorurteil und Spekulation des eigenwilligen Denken, wer für sich selbst Autorität sein kann, frei von Trägheit und Beharrlichkeit und auch frei von den bindenden Traditionen, wird seinen Weg der Veränderung gehen können, geleitet vom Drange innerlicher Sehnsucht. – Es ist der Weg, der jenen offen steht, die der Kreisläufe und dauernden Wiederholungen müde, an die Grenzen des irdisch Erreichbaren gekommen sind, die am Tore des Geheimnisses anklopfen; deren Herzen sehnsüchtig nach dem Allerhöchsten verlangen, für die Neue Geburt, die *in uns* zu geschehen hat – und nicht erst nach dem Tode!!

Paracelsus und all die Weltenlehrer vor und nach ihm haben die Wege gebahnt, ausgehauen. Es ist alles vorhanden und möchte von uns erkannt und aufgegriffen werden. Ja, zeitlos lebendig erkennen werden wir ihre Botschaften, wenn wir – durch Einsicht und Tat – die Wege betreten, die jene durch ihren Lebensgang uns Nachkommenden frei gemacht haben ---

Paracelsus: Wer ist sonst der, der den Menschen erkennen kann, was er ist, wie groß ihn Gott gemacht hat, als der Arzt? Der kann die Werke der Gottheit erkennen, wie edel die Welt sei, und noch wieviel edler der

Mensch in dieser ist, und wie eins aus dem andern geboren ist und hervorgegangen. Der das nicht weiß, der berühme sich der Arznei nicht. Denn wunderbar ist der Mensch geschaffen und geordnet, wenn man erst in sein rechtes Wesen kommt, was er ist, und wenn man ihn erkennt in allen Dingen....

Da der Mensch mehr ist als eine sterbliche Kreatur, so muss er auch mehr Kenntnis haben. Weiß er, was im Himmel ist, was in der Erde, was in der Luft, was im Wasser – warum ist das? Darum, dass er erkenne, wer er sei und woraus er sei...

Die Krankheiten der Menschen und ihre Gesundheiten sind allein darum da, daß der Mensch den Grund erkenne, aus dem er geboren ist... Und der Arzt ist der, der da jedem eröffnet die Wunderwerke Gottes.

(Aus: *Opus paragranum, das Labyrinth der irrenden Ärzte*)

Und bei genauerem Betrachten, werden wir erkennen, daß der Arzt in uns selbst ist, ja daß er der Mensch der Neuen Geburt ist. Heißt es nicht an anderer Stelle: *Der Patient sei sein Arzt und der Arzt dessen Helfer?*

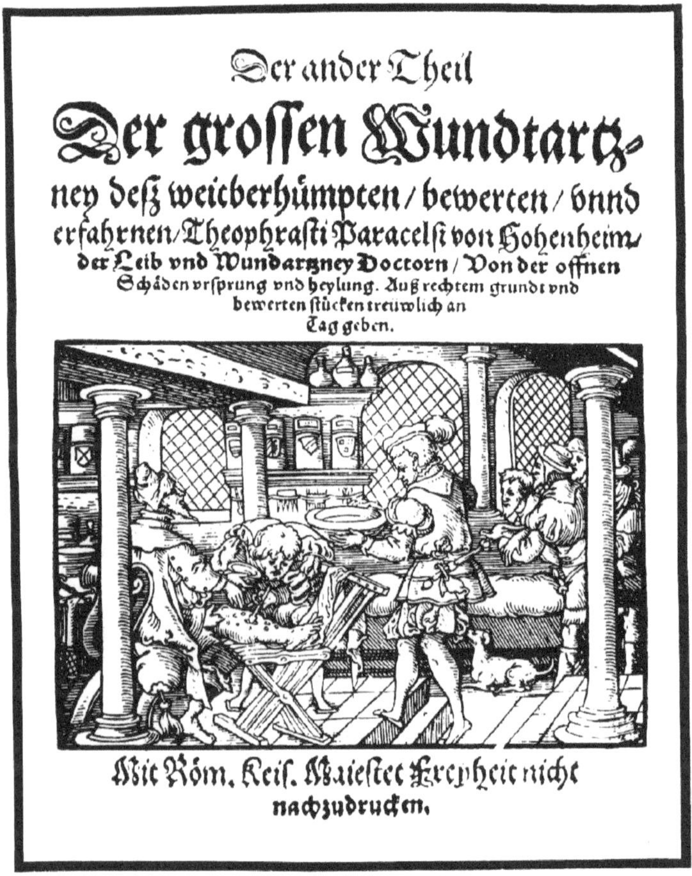

Der ander Theil

Der groſſen Wundtartz-
ney deß weitberhümpten / bewerten / vnnd
erfahrnen / Theophraſti Paracelſi von Hohenheim /
der Leib vnd Wundartzney Doctorn / Von der offnen
Schäden vrſprung vnd heylung. Auß rechtem grundt vnd
bewerten ſtücken treüwlich an
Tag geben.

Mit Röm. Keiſ. Maieſtet Freyheit nicht
nachzudrucken.

Titelholzschnitt des zweiten Teils von: Die große Wündarznei (1536). Ausgabe um 1550. Photo: AKG Berlin.

Teil II
Heilkunde

Heilkunde
Welch ein Wort
Welch eine Größe
Die Kunde vom Heil.

Nachdem wir versucht haben, uns in großen Zügen der Gedankenwelt des Hohenheimers zu nähern, wollen wir eine Brücke zur zeitgenössischen – die Gesetze der Natur achtenden – Heilkunde suchen und finden da eine Medizin, die ganz und gar dem Wesen des paracelsischen Gedankengutes entspricht, entsprechen muss: die Homöopathie (homoios, griech.: ähnlich, pathos: das Leiden). So wenig wie die Naturgesetze, sowenig ist die Ähnlichkeitsheilkunde von Menschen erfunden oder gemacht; sie ist Teil des Laufes der Natur, hinter der die Übernatur oder das Ewige drängt und zur Offenbarung treibt.

II - I

Die Zeiten

Ist es schwer, einen Vergleich zu wagen mit der Aufbruchszeit der Renaissance und den Tagen des Samuel Hahnemann (1755-1843) – die französische Revolution fällt beinahe mit der Entdeckung der Homöopathie zusammen. Auch da eine Zeit des stürmischen Abbruches des Alten; auf der anderen Seite der Aufschwung von Kultur und Kunst, den wir in Europa als die Klassik kennen – Mozart, Beethoven, Goethe, Zeitgenossen des Begründers der Homöopathie.

Aus der Biographie Hahnemanns: die große Armut --- das Getriebensein von einem Ort zum anderen --- die konsequente Ablehnung von allem, was der Wahrheit, der er auf der Spur war, entgegenstand --- der den Arztberuf an den Nagel hängte, um den leidenden Menschen *nicht mehr zu schaden als zu nutzen* --- vollkommene Unbestechlichkeit und Selbstlosigkeit, getragen von der tiefen Liebe aller leidenden Kreatur gegenüber ---

Wie bei Theophrastus mäkeln die Besserwisser in den bequemen Polsterstühlen, er, Hahnemann, sei so gnadenlos und roh mit seinen Kritikern, mit seinen Gegnern umgegangen. –

Paracelsus: Die Mediziner haben ihren größten Schatz,

die Liebe zur Wahrheit, verloren und sich dem Saufen, Fressen und der Hurerei usw. ergeben... Sie erkennenn nichts und sehen nichts, ihr Bauch ist ihr Gott. Aus diesem kommt die Erkenntnis und aus diesem fließen seine Früchte.

(Aus: *Opus Paragranum*)

Sätze, die dem Begründer der Homöopathie aus der Seele gesprochen haben dürften. Paracelsus ging unsanft ins Gericht mit den Standesgenossen seiner Zeit und deckte sie durchaus nicht anders auf als drei Jahrhunderte später Hahnemann:

PARACELSUS: Eure Kunst muss mit Gewalt geübt werden durch einen gezwungenen Glauben, daß man glaube, was ihr sagt... und ihr befestigt den Glauben mit eurem vielen Geschwätz, Laufen, Rennen und Geschäftigsein..., dass ihr lauft, geschieht um das liebe Geld und nicht wegen der Gesundheit eurer Patienten. Denn hättet ihr die rechte Arznei, was brauchtet ihr laufen, rennen, den Harn besehen, und was braucht ihr den Kleinkram?

(Aus: *Buch Paragranum; von der Philosphie*)

Braucht es tatsächlich viel Phantasie, den *Kleinkram* in der zeitgenössischen Medizin – aber nicht nur da – zu entdecken? So zeitlos wie die Wahrheit, so zeitlos scheinen auch die Irrtümer zu sein: die Parallelen ziehen sich durch die Zeiten. Das Gesetz der Natur ist unbeugsam; ehern. Verletzen wir es, da wir nicht begreifen können oder wollen, sehenden Auges also blind sind, ziehen wir die Konsequenzen auf uns – zeitlos. Die Formen sind es, die sich ändern, nicht das Wesen.

Bequemlichkeit, Uneinsichtigkeit, Verleumdung – dagegen wehrte sich wie der alte Heilkundige auch Hahnemann und ging, keine persönliche Konsequenz scheuend, ins Gericht mit allem, was dem Lichte der Natur widerstrebte; mit den Verwässerern, mit den faulen Kompromissen, die einzig gemacht wurden, um sich dem schon damals bis in die Knochen morschen Medizinbetrieb anzubiedern. Und er hinterließ uns Nachgeborenen die Methodik und mehr als nur die wichtigsten Arzneien und den Satz: *Machts nach, aber macht's genau nach* – der oft genug zum Dogma wird.

Auch aus Hahnemanns letzter, der Pariser Zeit (wo er hochgeehrt und angesehen lebte und arbeitete) ist nicht bekannt, daß er sich persönlich geschont hätte.

Wir brauchen die Heilkunde – sowohl die obere wie die untere – nicht mehr zu entdecken, so wenig wie die Naturgesetze entdeckt werden müssen. Unsere Aufgabe ist, sie zu begreifen und durch die Tat zu verwirklichen. Wie damals – so heute – in jedem von uns: das Beharrende, das Träge, Bequeme, vielfach Privilegierte – es wird aufgebrochen, durch den Sturm unserer Zeit.

Wie soviele Erneuerer und Diener der Menschheit werden auch die beiden großen Ärzte unserer Zeitrechnung gerne mit dem Ausdruck Ketzer belegt. – Das Wort Ketzer leitet sich von den *Katharern* her; aus dem Griechischen: die Reinen. Die Katharer, eine Bruderschaft um und nach der vorangegangenen Jahrtausendwende, die ausgehend von Südfrankreich sich über ganz Europa ausdehnten und größten Einfluß hatten – diese *parfaites* oder *bonnes hommes*, (die Guten Menschen), wie sie genannt wurden, lebten und lehrten ein reines, ursprüngliches Christentum. Sie negierten alle Dogmen, alle hohlen Autoritäten restlos, kannten nur eine Autorität, die Wahrheit, deretwegen sie in einem ein halbes Jahrhundert dauernden blutigen Kreuzzug verfolgt wurden.

Die Katharer oder Albigenser, die in der offiziellen Geschichtsschreibung so wenig Beachteten, waren in ihrem Einflussgebiet die Priesterärzte, die durch das Höchste Heilmittel, der Kenntnis vom Ursprung, den *Parakleten*, den Geist-vom-Anbeginn – das ist: die Gnosis – heilten oder mit Paracelsus: durch die Kraft der Medicina Adepta.

Das Finden der *Wahrheit*, darum ging es Paracelsus, darum ging es Hahnemann, und deswegen wurden sie geächtet, wurden verfolgt von den priveligierten Autoritäten ihrer Zeit, wie viele inspirierte Wahrheitssucher vor und nach ihnen.

Damals wie heute werden auch wir uns der Wahrheit nur in Unvoreingenommenheit, klarem Kopf und Selbständigkeit im Denken und Entscheiden, also in der so wesentlichen Selbst-Autorität, nähern können. Das Leitmotiv in Hahnmanns Organon heisst: *aude sapere* – wage zu denken. Und weiter:

Indolenz, Gemächlichkeit, und Starrsinn schließen vom Dienste am Altar der Wahrheit aus, und nur Unbefangenheit und unermüdlicher Eifer befähigt zur Ausübung der wahren Heilkunde. Der Heilkünstler in diesem Geiste aber schließt sich unmittelbar an die Gottheit, den Weltenschöpfer an, dessen Menschen er erhalten hilft und dessen Beifall sein Herz dreimal beseligt.

(Aus: *Organon der Heilkunde*, aus der Einleitung)

Der bekannte Wahlspruch des Hohenheimers, auf einem Kupferstich mit dessen Kopf, lautet: *Alterius non sit, qui suus esse potest* – Eines anderen sei nicht, wer er selbst sein kann. Sprich: es ist da keine Autorität, als deine eigene in der Erkenntnis der Dinge, in der Erkenntnis der Wahrheit und der Einsicht in diese. Der entscheidende Beginn liegt im: *Mensch erkenne dich selbst*. Wer den inneren Auftrag der kleinen Welt, seiner kleinen Welt, seines Mikrokosmos erkennt, erkennt Grund und Ziel der großen, des Kosmos und Makrokosmos.

Wie zur Zeit des Paracelsus, wie zur Zeit Hahnemanns bricht auch heute wieder eine Kultur in Stücke, und wie damals, so wird die ganze Welt in den Prozeß des neuen Werdens mit oder gegen den Willen des Einzelnen hineingezogen. Wie damals, so kann der Mensch das Geschehen nicht bremsen oder unterschlagen – er kann sich nur und muss sich selber ändern – genauer: sich durch sein zu tiefst inneres Wesen ändern lassen – indem er sich auf die Suche macht nach dem Grund der Dinge der dieses innerste Wesen ist: das *Geheimnis* --- das *höchste Arcanum* ---

II - 2

Die vier Säulen der Heilkunde

Im *Opus Paragranum* bilden vier Säulen die Grundlage für die Medizin und den Arztberuf: Philosophie, Astronomie, Alchymie und Proprietas.

Philosophie

Wo die Philosophie aufhört, kann der Arzt beginnen. – Philosophie nicht als abstraktes Spekulieren und Wortklauben über theoretische Systeme. Philosophie, der Bedeutung des Wortes nach verstanden, als Liebe zur Weisheit und Kenntnis über Lauf und Wesen der Dinge. Philosophie – der Hintergrund alles Tuns, alles Handelns des Menschen.

Paracelsus: Meine philosophische Meinung geht dahin, daß die Natur die Krankheit selbst ist und darum allein weiß, was die Krankheit ist. Sie allein ist die Arznei, sie weiß des Kranken Gebrechen. Wer kann ein Arzt sein, ohne diese beiden Dinge erkannt zu haben? Vom Arzt kommt keine Krankheit, von ihm kommt auch keine Arznei. So wenig aber, wie er krank machen kann, sowenig vermag er auch die Gesundheit zu geben. Wer ist hier ein berufenerer Lehrmeister als die Natur selbst? Diese besitzt das Wissen von diesen Dingen und gibt uns vom Wesen aller Dinge ein sichtbares Bild und von diesem sichtbaren Bild schöpft der Arzt seine Kenntnisse.

(Aus: *Opus paragranum; Buch über die Astronomie*)

Gibt uns vom Wesen aller Dinge ein sichtbares Bild --- Der Schritt zur Ähnlichkeitsregel, der Grundlage jeder naturgesetzmäßigen Heilung, ist getan: *Similia similibus curentur.*

Ähnliches werde durch Ähnliches geheilt. – Den Imperativ, die Aufforderung Hahnemanns finden wir bei Theophrastus in dessen *Paragranum* als Feststellung.

Es gibt nichts Neues unter der Sonne, und letztlich kann es nicht anders sein, denn alle Heilkunde, die tatsächlich diesen Namen verdient, muss den gleichen Gesetzen folgen durch alle Zeitalter hindurch – wie verschieden auch die jeweils materiellen Formen sein mögen.

Überlegung zu den Diagnosen

Die Mediziner werden oft gelobt wegen ihrer Kunst, Diagnosen zu stellen, das heißt, zu wissen, welche anatomischen Strukturen, welche Organe usw. nicht so funktionieren, wie sie es sollten. Zu diesem Zweck hat sich die Wissenschaft eine Unzahl von technischen Apparaten ausgedacht, um die beschränkten Sinnesorgane des Menschen zu erweitern. Man kann da und dort hineinschauen ins Innere, die chemische Zusammensetzung der körperlichen Flüssigkeiten untersuchen usw. Jedoch vergessen wir dabei nur zu leicht, daß diese Organdiagnosen *nie*, und zwar wirklich *nie*, das Wesentliche einer Krankheit selber sind – sondern immer nur die stoffliche Manifestation von astralen und ätherischen Vorgängen. Jede Heilkunde, die diese Zusammenhänge zu erkennen versucht, muss andere Wege zu den Dignosen suchen und wird sie auch finden. So nennt die Homöopathie Krankheiten nicht beim äußerlichen Namen, – entspringen diese doch der toten Anatomie – sondern bei ihrem Wesen, wie es die Alten taten. Allein wir haben durch den beinahe alles vereinnahmenden Materialismus der vergangenen Jahrhunderte den Zugang zu diesem Denken fast vollkommen verloren. Daß Paracelsus oder Hahnemann diese Zusammenhänge geläufig sind, kann nicht wundern, steht doch ein verbindendes Licht – das der Natur – hinter ihnen.

Paracelsus: Wenn nun die Natur allein das Wissen besitzt, so muss auch sie es sein, die das Rezept zusammenstellt, und diese ihre Kunst liegt deutlich vor dem Arzt. Darum muss der Arzt aus der Schule der Natur hervorgehen mit vollkommenen Verstande. Der Arzt hat von der Natur auszugehen und nicht von der Spekulation, und die Natur ist sichtbar und die Spekulation ist unsichtbar. Das Sichtbare macht den Arzt, das Unsichtbare nicht. Das Sichtbare gibt die Wahrheit, das Unsichtbare nicht. Alles, was unsichtbar ist im Menschen, das wird sichtbar. Daraus ist abzuleiten, daß ihr nicht sagen sollt, das ist cholera, das ist melancholia, sondern das ist ein arsenicus... das ist morbus terebenthina, das ist morbus helleborus und nicht das ist phlegma, das ist catarrhus. Diese Namen kommen nicht vom Grunde der Arznei, denn gleich und gleich soll mit dem gleichen Namen benannt werden. Denn von diesen Vergleichen kommen die Werke, das heißt, die Arcana zeigen sich in den entsprechenden Krankheiten.

(Aus: *Opus paragranum; über die Philosophie*)

Einer der alten homöopathischen Ärzte antwortete einem Patienten auf dessen Frage, was ihm nun fehle, *Nux-vomica*, sei es. Worauf der Patient einsichtig bemerkte, er wisse, er habe eine sehr ausgefallene Krankheit. --- Tatsächlich *fehlt* dem erkrankten Menschen etwas. Gehen wir falsch, wenn wir behaupten, es fehle die Ordnung schaffende Information des Arzneistoffes? Ist das Wesen der Krankheit *Nux-vomica*, (die Brechnuss), so wird, ja muss diese das Heilmittel sein. Für unser unflexibles Denken sind solche Zusammenhänge nicht immer leicht zu fassen. Aber stellen wir uns einmal folgendes vor: Die Menschen sind krank. Nicht in erster Linie körperlich, sondern seelisch. Warum ist das so? Es fehlt uns das innere Licht, das Licht der Kenntnis und der Liebe, die Gnosis. Das Heilmittel, das diesen Zustand beheben wird, kann also nur das *Licht der Kenntnis, die Gnosis* sein. So spricht Paracelsus davon, daß der *tiefe Grund der Arznei die Liebe* ist. – Die Prinzipien der Heilkunde sind auf allen Spiralen, auf allen Ebenen gültig; wie sollte es auch anders sein?

Naturgesetze sind durchaus ewig, so dürfen wir mit Recht von ehernen Gesetzen sprechen, die heute wie zur Zeit des Theophrastus oder Hahnemanns ihre Wirksamkeit beweisen. – Beweisen? – Wodurch? Nicht durch Spekulation, nicht durch Polemik, auch nicht durch persönliches dafür-oder-dagegen-halten, sondern einzig in der Bestätigung durch die Erfahrung dessen, der die Gesetze der Heilkunde, das sind die Gesetze der Natur, beobachtet und sich vollziehen sieht und ihnen zu entsprechen sucht.

Einheit von Theorie und Praxis, von Diagnose und Therapie

Wie oft leiden wir nicht darunter, daß wir schöne

Theorien oder schöne Diagnosen vor uns haben, aber eigentlich nicht wissen, was wir *sinnvoll* tun sollten. Anders in der Heilkunde, die die Zeichen, die Sprache der Natur und des Lebens zu verstehen sucht: Das Wesentliche für die Homöopathie – wie auch schon für Paracelsus – ist die *Arzneidiagnose* eines Krankheitsfalles. Das Wesen einer Erkrankung findet im Wesen der Arznei die Entsprechung. Anders ausgedrückt: Zwischen erkranktem Menschen und Arnzei muss es zu einer Resonanz, einer Ähnlichkeit kommen, damit diese letztlich auch über den ätherisch-stofflichen Körper wirken kann.

Paracelsus: Wenn nun der Arzt sein erstes Wissen aus der Philosophie haben soll, so ist die Philosophie nicht ein Gebilde der Menschen, sondern sie ist aus Himmel, Erde, Luft und Wasser. Darin liegt nun aller Ärzte Wissen und Kenntnis. Denn von diesen Dingen reden und handeln die Philosophen und nicht von Cholera, Melancholia und Sanguis.

(Aus: *Buch paragranum*)

Similia similibus --- als Aufforderung oder Feststellung, entspricht wie wir sehen, den Gesetzen der belebten Natur. Hahnemann nahm die Feststellungen des Theophrast sozusagen auf, kristallisierte sie aus dem Ideenkörper der Erde und faßte sie als die Ähnlichkeitsheilkunde, wie sie vor uns liegt: einfach, brauchbar, wirksam. – Er kristallisierte aus den Tatsachen, denen die großen Heilkundigen durch die Geschichte hindurch selbstverständlich folgen mussten, die Methodik der Homöopathie. Und wir Heutigen sind die Verweser, also Verwalter dieser Heilkunde. Nicht mehr und nicht weniger.

Zur Universalität aller Heilkunde, oder: wie oben so unten

Alles Vergängliche ist nur ein Gleichnis, hören wir bei Goethe. — Was als Wahrheit im Vergänglichen seinen Platz hat, kann und muss als Analogie für die Wahrheit im Übernatürlichen, als Wahrheit im Ewigen stehen. Ein Biograph Hahnemanns, Fritsche, macht darauf aufmerksam:

Ähnliches kann durch Ähnliches geheilt werden, wie der Tod nur durch den Tod überwunden werden kann.

Hohe Weisheit — tiefes Mysterium des menschlichen Lebens, höchste Form der Alchemie: Das Blei der Natur, das Unreine, wird eingeschmolzen im alchemischen Laboratorium des Mikrokosmos — das Gold der Vollkommenheit — und Phönix, der Feuervogel, erhebt sich unsterblich aus der eigenen Asche — durch das innerste Arcanum, das Feuer —. Ähnliches durch Ähnliches geheilt. — Das Gold des Geistes wird durch das Feuer des Geistes in den Retorten der Seele tingiert.

Astronomie

PARACELSUS: Es gibt zwei Astronomien, von denen der Mensch zu wissen hat. Und zwar soll er die eine mit all ihren Kräften gebrauchen, denn in ihr liegt die Kraft und die Stärke der ewigen Werke. Die andere aber soll nicht gebraucht, jedoch erkannt und verstanden werden, darum, daß sich der Mensch vor ihr zu hüten wisse...

Es laßt sich nun nicht umgehen, daß ich von der Astronomia rede, von beiden Leibern (dem irdischen und dem ewigen) und ihren Eigenschaften. Das alles ist jedoch von Nöten, um zu wissen, was der Mensch ist und was aus ihm wird und nicht allein den Klerikern ist es erlaubt, darüber zu schreiben, sondern einem jeden, dem Gott die Gabe zu schreiben gegeben hat.

(Aus: *Philosophia Sagax, die himmlische oder übernatürliche Astronomie*)

Die Astronomie des Paracelsus ist mehr als die materialistische Sternenkunde unserer zeitgenössischen Wissenschaften. Es ist die Kenntnis davon, daß alles auf Erden, und diese selbst, eingebettet ist in den Lauf der Welten. Und da der Mensch selbst eine kleine Welt ist, ein Mikrokosmos, so ist auch er bis in alle Fasern abhängig von der großen Welt und ihren Gestirnen.

Welche Astronomie sollen wir nun mit all unseren Kräften gebrauchen und welche kennen, jedoch meiden? Das, was als Astrologie bekannt ist, jene Wissenschaft, die uns die Grenzen unseres Lebensfeldes zeigt, sollen wir kennen, um tief die Ausweglosigkeit in der Materie zu erfahren, da in ihr nichts anderes als dauernde Veränderung und Gebundenheit an das Rad von Geburt und Tod liegt. Je mehr wir die Astrologie benützen wollen, um unserem Schicksal zu entkommen, desto härter, desto unausweichlicher werden wir mit diesem als dem *Gesetz von Ursache und Wirkung* konfrontiert.

Die andere Astronomie, die obere Astronomie, ist in der westlichen Weisheit als *Astrosophie* (siehe van Rijckenborghs schon zitierte *Fama fraternitatis*) bekannt. Diese kann uns die Bedingungen weisen, um die Grenzen von Raum und Zeit, die Grenzen, die aller Natur gesetzt sind, durch Ausrichtung auf die innerste Bestimmung – die ewigen Werte – zu überwinden. Es ist der Neue Tierkreis eines Neuen Himmels und einer Neuen Erde, der den Tod und die Vergänglichkeit nicht mehr kennen wird ---

Alchemie

So wie von zwei Astronomien, zwei Medizinen usw. die Rede ist, so unterscheidet Paracelsus auch zwei Arten von Alchemie. Von der oberen, der wesentlichen, die von der Krankheit des Todes jene zu heilen im Stande ist, die aus der Irreführung zu erwachen beginnen, hörten wir im ersten Teil; wir wollen uns kurz der unteren zuwenden, die – verstehen wir sie recht – wie alles in der Natur zu einem Gleichnis für die obere werden kann.

Die erstaunlichen Heilungen des Paracelsus sind auf die Aufbereitungen der natürlichen Substanzen zurückzuführen, bekannt als Spagyrik (griech.: spao – trennen, ageiro – verbinden). Durch den denkbar einfachen Vorgang, Verreiben und Verschütteln, wird in der Ähnlichkeitsheilkunde, der Homöopathie, möglich, was früher über vermutlich recht aufwendige chymische Vorgänge erreicht werden konnte: die innewohnenden Kräfte – die *Arcana* – die vom Grob-Materiellen befreite Information – frei zu setzen, denn: *Was die Zähne kauen, ist nicht die Arznei. Niemand sieht die Arznei. Es liegt nicht am Stoff sondern an der Kraft.*

Paracelsus: So du eine Arznei eingibst, so muss sie dir der Magen bereiten, und er ist ein Alchimist. Ist es nun dem Magen möglich, es dahin zu bringen, dass die Astra die Arznei annehmen, so werden sie dirigiert. Wo nicht, so bleiben sie im Magen und gehen durch den Stuhl hinaus. Was ist Höheres an einem Arzt, als das Wissen um die Übereinstimmung der Astra? Denn da liegt der Grund aller Krankheiten... Hier unternimm es, Arcana zu machen, und richte diese wider die Krankheiten. Darauf muss es hinauslaufen, so verhält sich diese Sache. Denn diese Dinge leiten sich alle von der Anweisung der Natur her und ihre Bewährung in dieser. Also wollen denn die Natur und der Mensch zusammen in Gesundheit und Krankheit versetzt aneinander angeglichen und zueinander gebracht werden. Hierin liegt der Weg der Heilung und die Art, Gesundheit zu machen. Dies alles bewirkt die Alchemie, ohne welche diese Erfolge nicht erreicht werden können. Die Arcana sind die ganze Arznei und die Arznei ist nichts als die Arcana... Unser Vorhaben ist es, hier darzulegen, dass der Grund der Arznei letzten Endes auf den Arcana beruht und dass die Arcana das Wissen des Arztes zum Abschluß bringen. Wenn sie also den Abschluß des medizinischen Wissens bilden, so muss es hier die Alchimia sein, durch die die Arcana bereitet und gemacht werden. Darum wisset, dass die Arcana nur die Tugend und die Kräfte sind. Darum sind sie Volatilia (d.h. Dynamische Kräfte), haben keine Corpora, sind klar und durchsichtig und der Gewalt ihres Gestirnes unterworfen... Darum aber, weil ihr die Alchemie nicht kennt, wisst ihr auch nicht die Mysteria der Natur.

(Aus: *Opus Paragranum; der dritte Grund der Medizin, die Alchemie*)

Es ist alles, was es an Veränderungen, an Verwandlungen und Metamorphosen in der Natur gibt, Alchemie, untere Alchemie ---. Die hohe Alchemie, die obere findet im Menschen stat, dann, wenn der Mensch sein Arcanum, sein innerstes Wesen, das Bildnis des Ewigen, zu verstehen beginnt und als Konsequenz in die alchymischen

Werkstätten der Veränderung seines eigenen Wesens tritt.

Das, was als die chemischen Wissenschaft bekannt ist, ist der materielle Teil des al-chemischen, großen Geschehens im Kosmos.

Zusammenfassend wollen wir feststellen: Heilkunde ist nur dann umfassende Heilkunde, wenn sie

1) geführt und getragen wird von der Kenntnis, die dem Lichte des Geistes entspringt: der Liebe und

2) das Licht der Natur unterstützt, das heißt, den inneren Arzt des Organismus, die Lebenskräfte anregt, stimuliert und dadurch zu dem führt, was man als Heilung im unteren Bereich, auf der Ebene der Materie (und was zu ihr gehört) bezeichnen könnte.

3) Wobei uns deutlich bleiben muss, daß es immer von oben nach unten geht. Vom Feineren zum Gröberen. Vom Bewußtsein zum Körperlichen. – Denn ist nicht seit langem bekannt, wie unser Bewußtsein gleich unserem Lebenszustand ist?

Proprietas oder Redlichkeit

Paracelsus: Nun ist es sehr nötig, daß der Arzt sanftmütig (ein Lamm) sei, denn in seiner Kunst liegen viele und große Dinge verborgen, nämlich morden, würgen, verkrüppeln, lähmen, verderben, schinden, Diebstahl, Raub. All diese Dinge sind einem Wolfsarzte. Denn wie ein Lamm soll der Arzt sein, der da von Gott ist... Die Arznei soll mit treuem Herze gereicht und mitgeteilt werden. Denn der Treue gebührt Treue, der Wahrheit Wahrheit, der Gerechtigkeit Gerechtigkeit... Was ist des Arztes Redlichkeit? Ja, Ja, Nein, Nein. Das ist seine Redlichkeit, darauf soll er bauen. So nun das Ja ein Ja sein soll, so muss er die Arznei ganz von rechtem Grunde aus kennen, damit das Ja ein Ja sei und werde. Also soll auch das Nein Nein sein...

Dieweil die Arznei nichts als Wahrheit sein soll, so muss sie aus und auf der einen Wahrheit gegründet sein und auf keiner Lüge. Soll ich dann im Unrecht sein, so ich die grundlegende Behauptung aufstelle, dass Gott der Lehrer der Arznei sei, indem Er sie nämlich geschaffen hat? – Darum soll der Arzt des Volkes Glauben besitzen.

(Aus: *Opus Paragranum; der vierte Grund der Arznei, das ist die Redlichkeit*)

II - 3
Über die Krankheits-Ursachen

Im *Volumen paramirum* (etwa: die Schrift über das Wunderbare) beschreibt Theophrast die Krankheitsursachen in fünf Büchern. Vier heidnischen und einem nicht-heidnischen:

- Das Ens astrorum: die Ursache, die in den *Gestirnen*, das heißt im mikrokosmischen Tierkreis, liegt; uns geläufig als Karma oder Schicksal – die Voraussetzung des Lebens mit all seinen immensen Möglichkeiten, um an Erfahrung und Einsicht zu reifen;
- das Ens veneni: Krankheiten durch Gifte, in unseren Tagen auch durch übliche chemisch-allopathische Anwendungen der Medizin;
- das Ens naturale: natürliche Krankheitesursachen, bsp. Abnützungen, Verkalkungen, Verlangsamung des Stoffwechsels usw.,
- das Ens spirituale: in Zusammenhang mit dem Denkvermögen und den Gedanken stehende Erkrankungen; kollektive Gedankenwolken, *böse Geister*, Willenseinflüsse, schwarze Magie, Hypnose, Suggestion, Zauberei u.ä.)
- Das fünfte, das *nicht-heidnische* Buch: das Ens dei, frei übersetzt: Mensch hast du deinen Ursprung und dein Ziel vergessen? Letztlich gehen alle Erkrankungen aus dieser EINEN Ursache – dem *Großen Vergessen*, im Wesen Sein Bild und Gleichnis zu sein – hervor. Wissen wir also Gott-in-uns (das Geheimnis), dann

werden wir wenig Schwierigkeiten haben, folgenden Text des nämlichen Buches auf die rechte Weise zu verstehen:

Paracelsus: Wiewohl die Krankheiten aus der Natur nach den vier angezeigten Entia entspringen, so sollten wir ihre Heilung im Glauben suchen und nicht in der Natur, wie das fünfte Buch der Praktik zeigen wird....

Jede Krankheit ist also ein Fegefeuer. Der Arzt darf sich daher nicht anmaßen, auf die Stunde der Genesung oder auf den Zeitpunkt der Wirkung einer Arznei irgendeinen Einfluß zu nehmen. Denn dies steht in der Hand (des innwendigen) Gottes. Will die Vorsehung es anders als Ihr Ärzte es euch vorstellt, so macht ihr mit keiner Arznei den Kranken gesund. Einen Kranken, den ihr mit eurer Arznei heilt, hat Euch Gott zugesandt. Heilt ihr ihn aber nicht, so ist er nicht von Gott zu euch geschickt. Wenn nämlich die Zeit der Erlösung herangekommen ist, dann schickt Gott den Kranken zum Arzt und vorher nicht. Was vorher kommt ist alles nutzlos. Darum sind die unwissenden Ärzte Fegeteufel, die Gott über den Kranken sendet. Der wissende Arzt aber wird von Gott dem zugesandt, dem die Stunde der Erlösung gekommen ist. Gegen die Prädisposition kann übrigens niemand ankämpfen, auch der beste und geschickteste Arzt nicht. Der für das Ende des betreffenden Fegefeuers vorher bestimmte Zeitpunkt muss herangekommen sein, und wem der Arzt der Seligkeit und Gesundheit nicht von Gott zugesandt wird, dem ist eben keine Gesundheit bestimmt (sind wir also noch nicht bereit, zu genesen).

Da also Gott dem Kranken seinen Arzt sendet, ist zu erwägen, ob der Arzt durch seine Kunst überhaupt etwas zur Genesung beiträgt. Das macht man sich folgendermaßen klar: Gott hat die Arzneien für die Krankheiten geschaffen und ebenso den Arzt. Beides aber verwehrt Er den Kranken bis zur gehörigen Stunde. Erst dann, wenn der Zeitpunkt gekommen ist, niemals aber früher, üben die Arzneien und die ärztliche Kunst ihre heilende Wirkung aus...

Ihr christlichen Ärzte seid also über die Natur gesetzt. Aber eure Kunst vermag nichts, wenn sie auch sonst noch so richtig angewandt ist, bevor der geeignete Zeitpunkt herangekommen ist. Denn die Stunde der Zeit ist die Stunde eurer Wirkung und nicht früher, auch wenn die Stunde der Kunst da wäre...

Worin besteht da eigentlich die heilende Tätigkeit des Arztes? Er ist ein Knecht der Natur und Gott ist der Herr der Natur. Der Arzt also macht niemanden gesund, wenn ihn nicht Gott selbst an das Krankenbett sendet...

Alles kommt von Gott, die Kunst des wahren Arztes, ebenso wie die richtige Dosierung und Anwendung der Heilmittel. Der Kranke ist dem Arzt bestimmt und der Arzt dem Kranken. Die Stadt, die einen guten Arzt hat, der viele gesund macht, ist weit glücklicher als eine, die einen schlechten Arzt hat. Ich spreche hier auch von der ärztlichen Tätigkeit der Heiligen, die ich durchaus nicht gering schätze.

Aus dem, was ich über das Ens deale gesagt habe, möget ihr die Folgerung ziehen, dass ihr euch in eurer Kunst trotz gründlicher Kenntnis nicht allzu sicher fühlt, denn das wäre heidnisch. Vielmehr sollt ihr euch immer nach dem ens Dei richten, denn das ist christlich und wird euch wohl geraten. Nur ein Arzt, der kein Christ ist, missachtet den Willen Gottes, das ist die Prädestination.

Der Unterschied (zwischen den Ärzten) liegt darin, dass der Gläubige nicht gegen die Natur wirken will, wohl aber der Heide (d.h. der Ungläubige). Der Ungläubige will heilen oder nicht, als wäre er selbst Gott --- Der Glaübige aber, wenn er die Arznei anwendet, und sie nicht wirken will, stellt die Heilung dem Zeitpunkt anheim, wo sie Gott gefallen wird. Denn die Medizin ist auch ein Pflug der Ärzte, den Gott nicht abschlägt. Weil der Eigennutz herrscht und der Gemeinsinn nichts gilt, so beschert Er den Rechtschaffenen doch seine Nahrung, auch zum Ruhme Seiner Geschöpfe; damit die Tugenden gesehen werden, welche Er geschaffen hat...

Ihr alle sollt wissen, daß Gott in den Krankheiten ebenso hoch gelobt werden will in seinen meisterlichen, seltsamen Werken als zum Beispiel in den Blumen des Feldes, wiewohl die Krankheit dem Menschen widerwärtig ist... So ist es ihm ein Lob, daß er uns die Gesundheit gegeben hat, und auch ein Lob ist die Krankheit. Es braucht gleiche Meisterschaft, zu schmieden die Blumen, wie zu schmieden die Krankheiten, und es ist eine Ordnung und ein Wesen. Und wie Er es geordnet hat, daß Dinge sind, die die Gesundheit brechen, so hat Er auch welche geordnet, die die Krankheit brechen. Denn in beiden ist eine Meisterschaft, im Zerbrechen und Ganzmachen. Der

> Winter ist ebenso löblich in seinen Werken wie der Sommer.
>
> (*Aus dem Buch über die Podagra*)

Die eine große Krankheitsursache besteht darin, daß der Mensch sich gegen die Ordnung des Allwillens und der Übernatur gestellt hatte, darum nun durch schmerzliche Irrtümer und die Erfahrungen der Nacht, Kenntnis über die Notwendigkeit der Dinge in ihm entstehe. Alles Leiden, aller Schmerz, alle harte Erfahrung in dieser Welt haben nichts anders im Sinn, als uns zu der Einsicht in die Notwendigkeit der gelebten und zeitlosen Alchemie zu führen... Die Möglichkeiten zur Einsicht durch Veränderung des eigenen Wesens sind in reichem Maße gegeben. Allein, wir ergreifen diese Möglichkeiten zu selten, da die Widerstände in uns, Bequemlichkeit, Eigensinn, Trägheit und Gewohnheit, auch unsere Abhängigkeit von allen möglichen Autoritäten, unsere Retorten auskühlen lassen. Aller Unbill, alle Krankheit trägt – bei rechtem Erkennen – *nur* dazu bei, das Feuer der Veränderungen – ja es ist das Fegefeuer – in uns wieder anzufachen... Werden dem Verständigen nicht alle Dinge zu weiterem Verständnis und größerer Möglichkeit?

Kann es dann noch eine *blinde* Ergebenheit in ein vermeintlich blinderes Schicksal geben? Oder kommen wir zur Einsicht in die Notwendigkeit und Unumgänglichkeit der schicksalsmäßig auftretenden schwereren oder längerdauernden Krankheitszustände, die einen Menschen oftmals grundlegend verändern, weswegen auch von Läuterung durch Leid gesprochen werden kann? Wahrscheinlich besteht da ein intensiver Zusammenhang. In der griechischen Tragödie folgt auf das Pathos, das Leiden, die Katharsis, die Reinigung (der Ausdruck kam schon vor). Mancher von uns hat es am eigenen Körper erlebt, oder wir hören es von anderen: *Es mag vielleicht eigenartig klingen, aber jetzt im Nachhinein bin ich froh, damals diese Krankheit gehabt zu haben – mein Leben hat sich um 180 Grad gewendet, meinem Dasein liegt nun ein anderer, tieferer Sinn zugrunde – und die Krankheit war der Weg, dies zu erkennen.* ---

Das Buch des Mirdad zu Schicksal und Zufall: *Der Zufall ist das Spielzeug der Weisen. Die Toren sind das Spielzeug des Zufalls.*

Und Paracelsus: Das Gestirn ist dem Weisen unterworfen. Es hat sich nach ihm zu richten, und nicht er sich nach dem Gestirn. Nur einen Menschen, der noch tierisch ist, regiert, meistert, zwingt das Gestirn, daß er nicht anders kann, als ihm zu folgen – wie der Dieb dem Galgen, der Mörder dem Gerädert-Werden, der Fischer den Fischen, der Vogelfänger den Vögeln oder der Jäger dem Wild nicht zu entgehen vermag. Das aber rührt daher, daß ein solcher Mensch sich selbst nicht kennt und die Kräfte, die in ihm verborgen liegen, nicht zu gebrauchen versteht, und er nicht weiß, daß er das Gestirn auch in sich trägt, daß er der Mikrokosmos ist und so das ganze Firmament mit allen seinen Wirkungen in sich birgt. Mit Recht kann er darum als töricht und unweise gescholten werden und muss in harter Knechtschaft allem Irdisch-Sterblichen unterworfen sein.

Wer sich der Kräfte seiner innersten Bestimmung zu überlassen versteht, der ist nicht mehr an das Rad des Schicksals, des *äußeren Gestirnes* unterworfen, der hat bereits in der oft so schmerzhaften Schule des Lebens die Erfahrungen machen können, daß frei von Leid und Krankheit, frei von Schmerz und Tod nur wird, wer dem Drängen seines inneren *Gestirnes* folgt und sich nach den neuen Ufern – den *ewigen Werten* aufmacht.

Der Körper spricht eine Sprache; die Seele spricht eine Sprache. Mißverstehen wir letztere, wird unser Körper oft durch Krankheit oder Mißlichkeit zu uns sprechen; bleiben wir im Unverständnis dieser Sprache gegenüber, indem wir unsere Natur negieren, als lästig verdrängen usw., werden die Krankheiten chronisch und letztlich zu einem vorzeitigen Tode führen. ---

Nochmals sei jene Stelle zitiert:

Paracelsus: Da der Mensch mehr ist als eine sterbliche Kreatur, so muss er auch mehr Kenntnis haben. Weiß er, was im Himmel ist, was in der Erde, was in der Luft, was im Wasser – warum ist das? Darum, daß er erkenne, wer er sei und woraus er sei. Die Krankheiten der Menschen und ihre Gesundheiten sind allein darum da, daß der Mensch den Grund erkenne, aus dem er geboren ist.... Und der Arzt ist der, der da jedem eröffnet die Wunderwerke Gottes.

Es ist der Arzt des Inneren, der *Mensch der Neuen Geburt*, der die Wunderwerke der kleinen und der großen Natur dem zu offenbaren vermag, der sich seiner – des inneren Arztes – Führung überläßt... Wir dürfen wiederholen, was durch das Werk des Theophrastus klingt: *Der Patient sei sein Arzt, der Arzt dessen Helfer.*

Teil III
De transmutatione

III - I

Die fundamentale Genesung

Den vorhergehenden Abschnitt schlossen wir mit den Ursachen der Krankheiten. Diese zu verstehen, zu erahnen, zu erfühlen, brennend und schmerzhaft an sich zu erleben, wird den Sucher, gleichsam von innen heraus, zwingen, Auswege zu erkunden. Und diese Auswege führen uns irgendwann einmal zur großen, der Oberen Heilkunde, der medicina adepta, die die *fundamentale Krankheit* des Menschen erkennen und umwandeln kann in die *fundamentale Genesung*: die Aufhebung, die Verwandlung des Sterblichen in das Unsterbliche durch die Gnade und die Liebe der Gottheit, welche die Werke ihrer Hände nicht fahren lässt. – So hat es denn auch zu allen Zeiten Menschheitslehrer gegeben, die ihren Zeitgenossen ein Leuchtturm waren und diese immer wieder vor die eine Aufgabe stellten: Durchzubrechen zum Wesen der Dinge; zu erkennen, was der Grund des Bestehens sei; zu erkennen, welcher Sinn allem Bestehenden – der Menschheit, dem einzelnen Menschen und dem All – zugrunde liegt; *zu erkennen, was die Welt in ihrem Innersten zusammenhält.*

Ob es sich hierbei um Laotse, um Buddha oder Krishna, um Zaratustra in Persien, oder Hermes Tresmegistos, den dreimal Großen aus Ägypten, an der Wiege des Abendlandes handelt; oder um die griechischen Gnostiker,

Pythagoras, Sokrates, Plato, die tiefe Furchen im abendländischen Bewußtsein zogen; ob es sich um Appolonius von Thyana, oder Jesus von Nazareth, den Christus, handelt – die Aufzählung bleibt sehr unvollständig – oder eben um Theophrastus von Hohenheim als einem der Wegweiser auch für unsere Epoche. Zu allen Zeiten traten und treten diese in das Leben der sich orientierenden Menschen, der Sucher nach dem verborgenen Stein der Weisen, dem lapis philosophorum.

Paracelsus: Ich bin doch ein Christ und wandle im Lichte Christi, in beiden, im alten und neuen. Denn sollen Vater und Sohn eins sein, wie kann ich dann zwei Lichter ehren? Ich würde für abgöttisch gehalten werden... Wohl ist mir bekannt, dass das natürliche Licht nicht ewig ist, sondern dass ich durch das ewige ewig werden muss. Kann ich aber nicht in der Seele das vergängliche Licht vereinigen mit dem ewigen? Noch ist doch Leib und Seele beinander. Wer kann dann nicht zwei Lichter gebrauchen? Hat doch Gott zwei Wesen im Menschen geschaffen, das irdische und das ewige und sie sind zusammen vermählt bis zur Auferstehung, da wird das Irdische der Erde zugestellt, das Ewige dem Reiche Gottes...

(Aus: *Vorrede zur Philosophia sagax*)

III - 2

Die obere Heilkunde

Das große, beständig und mit höchster Genauigkeit laufende, kosmische Uhrwerk, kennt Zeiten der schnelleren und intensiveren Veränderungen. Dann werden die alten Autoritäten, die alten, überlieferten Werte in Frage gestellt, umgestürzt, wird ein Teil der Menschheit in diesen Phasen des Umbruchs orientierungslos und irrend im Chaos der Zeiten. In diesen Wendezeiten sucht manch einer nach dem Neuen Land, in welchem die Erfüllung der Hoffnungen und Sehnsüchte wartet und macht sich auf den Weg.

Welches Licht leuchtet Dir, Sucher? Wer ist's, der den Schein unruhig flackernder Irrlichter vom mächtigen, vollkommen und ruhig stahlenden Licht der ewigen Werte unterscheiden kann? Quälen Dich nachts die Dämonen der Vergangenheit oder die Sorgen um den morgigen Tag? Den Quell aller Dinge, das *Gute, Gute und aber Gute* finden wir nur im Heute einer lebendigen Gegenwart.

Paracelsus: Der Mensch an und für sich weiss nichts Zukünftiges. Denn er ist dazu beschaffen, dass er auf kein Ding achten soll, als auf sich selbst, nämlich was das Verhältnis seiner Seele zu Gott betrifft, und er soll sich in andere Dinge nicht weiter einlassen. Und zwar darum: Was geht die Zukunft des morgigen Tages den heutigen Tag an, da doch ein jeder Tag auf sich selbst beruht und es genug ist, dass er seiner selbst achte auf die heutige Stunde? Doch möge das nicht für den Tag, sondern für den Menschen gelten, dass er sich um den heutigen Tag sorgen soll, denn der morgige Tag tut ihm keinen Schaden, der Tod kommt nicht morgen, sondern heute... So das Volk der Zukunft nicht achtet, so ist es blind mit sehenden Augen. Diese ist die höchste Prophetie und die gründlichste und ohne allen Betrug. Denn sie geht aus keiner Kunst hervor, noch beruht sie auf Glück, sondern auf der größten Wahrheit selbst... Man muss nur wissen, dass Gott den Menschen durch Leute das verkündigte, was den Menschen nach Göttlicher Vorsehung bestimmt sein sollte, nämlich die große Seligkeit, die aus der Liebe Gottes zu dem Menschen hervorgeht und dass Er ihm seine Erlösung verkündigt...

(Aus: *Buch der Weissagekunst*)

Vor einigen Jahrhunderten, etwa zur Zeit des Theophrast war es das Land des Goldes, *El-dorado*, das gesucht und nie gefunden wurde. – Und doch, es existiert --- ; und bleibt verborgen all denen, die sich nicht auf die *eine* Reise zur Neuen Geburt, die sich nicht an die Arbeit machen in den alchymischen Werkstätten des *eigenen* Lebenssystemes, des *eigenen* Mikrokosmos.

Die Erfüllung all der Sehnsüchte und Träume – *nämlich die große Seligkeit und die Erlösung* – die findet, der das Absolute, die ewige Jugend, das Glück der vollkommenen Freiheit inmitten des eigenen Wesens zu suchen beginnt. Gefangen durch das eigene, das Ich-Wesen liegen Anfang, Bestimmung und Ziel, wartend auf jene Persönlichkeit, die den Ruf vernehmend, ihm folgen wird.

Paracelsus, bekannt als Alchemist, als ein Heilkundiger, ging es um die obere Heilkunde, nämlich die grundlegende Krankheit, die Gefangenschaft in der Zeit, zu erkennen und zu heilen. Er tritt auch nun wieder in der momentanen Wendezeit an die Suchenden heran mit seinen Forderungen, seiner Beunruhigung: das Sterbliche zum Abbruch zu führen und das Unsterbliche aufgehen zu lassen im Ewigen.

Paracelsus: Der Unterschied zwischen den zwei Arzneikünsten, der himmlichen und der weltlichen, besteht darin, dass die weltliche Medicina adepta und die nicht Adepta auf natürlichen Gesetzen und Kräften beruhen, während die himmlische aller Kräuter und Sterne entbehrt. Sie wirkt nämlich bsp. folgendermaßen: Wenn ein Apostel die Hand auf das Haupt eines Kranken legt, so ist er genesen. Desgleichen, wenn er zu einem Toten spricht: 'Steh auf und lebe', so lebt er. Kurz, dem Worte Gottes entspringt alle Kraft, und das Wort hat alle Kräfte in sich, und viel mehr ist allein in einem Worte als die ganze Natur mit all ihren Kräften auszurichten vermag. Diese Kraft ist die himmliche Medizin, und sie vollbringt, was die Natur nicht vermag...

Darum soll der Mensch das beherzigen und der himmlischen Medizin mehr Achtung und Liebe zuwenden als der sterblichen. Denn was die Natur heute aufrichtet, das fällt morgen wieder zu Boden. Bei der himmlischen Philosophie aber, da rafft der Tod nichts dahin. Denn der, der die Neue Geburt gegeben und geschaffen hat, der hat den Tod überwunden. Darum muss man die Wirkung dieser Medizin tiefer als allein im sterblichen Leibe suchen, da ihm solche Wirkungen nicht möglich sind. Zwar suchen nicht die die Ursachen im sterblichen Leibe, die vom ewigen sind, aber diejenigen, die vom sterblichen Leibe sind, die wollen die Wirkung ihrem Leibe beimessen, das heisst, dem irdischen Leibe wollen sie das, was im ewigen Leibe ist und diesem zugehört, zu gute halten und wollen dem sterblichen Leibe, der von allen Phantasien hin und her geworfen wird, die Ehre geben und die Gewalt zuscheiben...

Denn die Kraft des lebendigen Leibes dringt stets durch. Also sollt ihr verstehen, dass es auch in der Arzneikunst eine Wirkung der himmlischen Arznei gibt, die alles Natürliche überwindet. Und wenn der gewöhnliche Arzt der Natur, der Erde oder des Firmamentes dem himmlischen gleich werden zu können vermeint, so kann das nicht gelingen, sondern er soll bedenken, dass sich seine Arznei gegen jene ebenso verhält wie die Zauberer gegenüber Moses erschienen.

(Aus: *Opus Paramirum*)

III - 3
Die Bestimmung des Menschen

Wie und wohin entwickelt sich unsere Kultur, das ganze gesellschaftliche Leben? Daß nichts stehen, nichts unveränderlich und nichts beim Alten bleibt, zeigt nicht nur der Jahreslauf in der Natur und der Lebensgang des Menschen. Wir heutigen Menschen sind durch die Medien mit den Geschehnissen rund um den Erdball kurzgeschlossen. Binnen weniger Stunden hören und erfahren und sehen wir alles, was in den verborgensten Winkeln unseres Planeten geschieht. Das neue Land, das jenseits der Meere, das Unbekannte gibt es für den technischen und naturwissenschaftlich orientierten Menschen schon lange nicht mehr --- oder gibt es doch noch das *Land der Erfüllung*, das geheimnisumwobene Land jenseits der Grenzen?

Es ist den Sinnen nicht greifbar, kann es dennoch existieren? Und wenn ja, wo? Läßt es sich fassen? Oder gaukelt die verlangende Seele dem Menschen wieder eine Täuschung vor?

Was ist aus deiner Sehnsucht geworden, oh Mensch, was aus den vielen Hoffnungen und Versprechungen, von Religion, Wissenschaft und Kunst? Wo ist die Freude, das Glück, das die kurzen Momente eines Augenblickes überdauert?

Das äußere Buch der Welt liest sich mit Ernüchterung. Was sieht der Beobachter? – Er sieht, wie alles, was entsteht, mit Freude und großer Erwartung geboren wird, zu einem Höhepunkt kommt – die Natur steht in Blüte, die Früchte werden reif – um schließlich im unweigerlichen Verfall – die Blätter welken –, im Absterben zu enden. Oder: eine Kultur ist in Auflösung, geht im Chaos unter; bei uns Menschen: Verkalkung, Degeneration, Verlangsamung der Stoffwechselprozesse, Tod. --- Unweigerlich, gesetzmäßig sicher, deswegen heißt es, Sie wissen es, todsicher.

Paracelsus: Nimm eine Sanduhr und laß sie laufen; hat sie einmal ihren Lauf begonnen, dann weißt du, in welchem Augenblick sie abgelaufen sein wird. Also ist es auch mit dem Geschaffenem! Auch die Natur weiß um die Grenzen ihres Laufes. Je nach der Zeit, die ihr selbst gesetzt ist, verleiht sie auch ihren Geschöpfen Lebensdauer, die einem jeden nach seinem Wesen gebührt, sodaß sich ihre Kraft verzehrt mit der Zeit, die zwischen Geburt und vorbereitetem Ende liegt.

In aller Deutlichkeit steht das Goethe-Wort vor uns: *Alles was entsteht ist wert, daß es zugrunde geht.*

Nochmals: Betrachte mit Vorurteilslosigkeit den Lebensgang des Menschen: Da arbeitet man im Schweisse seines Angesichts ein Leben lang; jagt Ziel auf Ziel nach, und ist es erreicht, löst es sich oft genug wie eine Fata morgana auf. – Zum wievielten Male war wieder ein Irrlicht – tragisches Beispiel menschlichen Strebens – der Führer? Da hetzt du Geld und Gut nach, wirst wichtig, machst Karriere, Ruhm und Ansehen leuchten stolz von dir, oder, je nach Charakter, ist das Gegenteil der Fall, ängstlich und scheu, getreten von den Mächtigen, fristest du dein

Dasein mit den wenigen Vergnügungen, die dir in deiner Angst ums Bestehen noch bleiben.

Das Resultat? – Wozu all die Mühe, all die Plage, durchbrochen von kurzen Wonnetagen mit Hurra und Rummel und Mediensucht --- wozu das alles, wozu? Wo das Resultat schon vorbestimmt ist, wie das Ende in der Sanduhr. --- Auflösung, Chaos: Staub bist du und zu Staub sollst du wieder werden. --- Ist das die Bestimmung des Menschen? Um irgendwann wieder von vorne zu beginnen, ebenso gesetzmäßig.

Es gibt nichts Neues unter der Sonne, es ist alles eitel und ein Haschen nach Wind, lehrt uns der Prediger seit tausenden von Jahren. --- O glücklich, wer so empfinden kann, dessen Leid unermesslich geworden vor der Unausweichlichkeit des Zeitenlaufes – die *Grenze des Erreichbaren*, die Grenze der Welt ist dir bereits nahe. --- Eine mächtige Ahnung wird sich in dir zu regen beginnen, eine Ahnung, daß da tatsächlich mehr ist, daß da ein Land jenseits der Meere des vergänglichen Lebens ist, daß es doch mehr geben muss als das geschlagene Umherirren im ausweglosen Labyrinth von Raum und Zeit, von Anfang und Ende, von Leben und Tod --- und wieder das tiefe Gefühl der Sinnlosigkeit, sitzt es dir nicht wie ein Alb im Nacken?

All das kurze Berauschen, die Ablenkungen – es nützt nichts. Immer wieder, immer wieder, es scheint nicht mehr weichen zu wollen --- die nagende Unruh, die zum Himmel schreiende Verzweiflung, das Fernweh im Herzen --- oder ist es das Heimweh, das dich nicht mehr loslassen will. --- Oh Glücklicher, deine Tage in der Trübsal können gezählt sein.

Nicht jeder stellt sich diesen Fragen, es sind genügend, die zufrieden sind mit dem Leben wie es ist. – Die Menschen sind nun eimmal verschieden und befinden sich auf vielen Stufen des Bewußtseins und der Bewußtwerdung. Wieviele Erfahrungen werden noch nötig sein in den immer wiederkehrenden Kreisläufen? Wieviele Freuden, wieviel Schmerzen werden noch durchlacht und durchlitten werden müssen?

Wir dürfen jedoch feststellen, daß es immer mehr werden, die nach den tieferen Gründen der Dinge suchen, die hungern nach Erfüllung ihrer inneren Ahnungen, deren Leben nicht mit Essen und Trinken und ein paar Wochen Ferien im Jahr zufriedenzustellen ist. Die alten Werte scheinen nicht zu stimmen, die Resultate, die Werke, können nicht überzeugen in unseren Tagen des Offenbarwerdens – in unseren Tagen der Demaskierung.

Paracelsus: Wenn sich das Ende der Welt nähern wird, als dann werden alle Dinge geoffenbart werden, vom Niedrigsten bis zum Höchsten, vom Ersten bis zum Letzten, was eines jeden Wesen sei, warum es so gestanden und gegangen, aus welcher Ursach und nach welcher Bedeutung. Und alles, was auf der Welt ist, wird offenbar werden und an den Tag kommen... Da wird erkannt werden, welche ihrem Wesen nach Gelehrte waren und welche nur nach ihrem Geschwätz, welche aus der Wahrheit geschrieben, und welche aus der Unwahrheit gehandelt haben... Und einem jeden wird zugemeßen werden nach seiner Wahrheit... Die Herzen all der Menschen werden klar zu Tage treten... und es wird auf ihrer Stirn geschrieben stehn... Denn Gott macht das Licht offenbar, das heisst, ein jeder wird es sehen, wei es geleuchtet hat.

(Aus: *Über die Nymphen, Salamander und die übrigen Geister*)

Paracelsus stellt die Menschen vor ihre Wirklichkeit – ohne Falsch, ohne Schein; nüchtern. Und er stellt jene Menschen, deren letzten Tage in dem Rade von Leben und Tod angebrochen sind, vor die große Lebensaufgabe: den Lauf der Welt zu erkennen und die Kreise der Zeit zu durchbrechen durch den Bogen der Ewigkeit.

III - 4

Die Verwirklichung des Menschen

Was sind die Kennzeichen jener Lehren, die sich um die endgültige und tatsächliche Befreiung des Menschen aus dem Chaos der Materie und der Zeit bemühen, die den Menschen vor die Aufgabe des eigenen Erkennens und des selbständigen Verwirklichen stellen?

1. *Die Lehre von den zwei Naturordnungen, der irdischen und der ewigen;*
2. *die Lehre vom Menschen als einen Mikrokosmos, als einer kleine Welt, und*
3. *die Lehre von der Transfiguration; das ist die Wiedergeburt aus Wasser und Geist; die Neuwerdung alles Alten; in der neueren Weisheitssprache bekannt als die Transfiguration, d.h. Persönlichkeitswechsel.*

Die zwei Naturordnungen

Es gibt eine göttliche Naturordnung, in der einst der wahre Mensch, unvergänglich und aus den Kräften des Geistes lebend, als Ebenbild und Mitarbeiter der Gottheit, beheimatet war. Die Gottheit schuf den Menschen – es kann nicht anders sein – in dieser Ordnung als ihr eigenes Bildnis, *Gott schuf den Menschen nach seinem Bild und Gleichnis*; mit allen Vermögen, mit aller Herrlichkeit, ein Ewigkeitsgänger vom Anbeginn in einer Ordnung des Lichtes, des vollkommenen Friedens, der absoluten Harmonie, tiefster Freude, tiefster Glückseligkeit und vollkommener Freiheit --- der Freiheit, am Plane der Gottheit mitzuwirken, mitzubauen im Laboratorium der Welten.

Da absolute Freiheit ein Kennzeichen dieser Ordnung ist, hat der Mensch auch die Freiheit, nicht im Plane des Logos mitzuwirken. Ein Teil dieser Menschheit, der sind wir, nahm sich die Freiheit, eigene Welten zu bauen, um den Logos, das Feld der Gottheit, zu übertreffen. Die Folge ist Chaos, Disharmonie, Streit und Zank, Auf und Nieder. Sie erinnern sich *di-ballein – Diavolo* – auseinanderbringen.

In den Offenbarungen des Logos kann es keine Unordnung, keine Disharmonie geben, daher wurde der gefallenen Menschheit ein eigenes Weltengebiet geschaffen: *So ist es ein Haus der Finsternis und des Todes geworden*, wie wir bei Jakob Böhme erfahren. Es ist die uns bekannte, sichtbare und vergängliche Welt von Gut und Böse, Licht und Schatten, mit Dieseits und Jenseits; der Welt von Zeit und Raum; der Geburt und dem Tode unterworfen. Die Welt der Unvollkommenheit und der Gegensätze, von Freud und Leid, Lohn und Strafe, zeitlichem Himmel und Hölle.

Davon unabhängig, in sich ruhend, sich bewegend von Ewigkeit zu Ewigkeit und von Herrlichkeit zu Herrlichkeit, die Räume der Gottheit, wo nur das Bild des Schöpfers existieren kann --- nichts, absolut nichts, kein Körper, keine Empfindung, ja nicht einmal ein Gedanke aus der uns bekannten polaren Welt.

Diese beiden Lebensgebiete sind miteinander unvereinbar. Und es ist kein Übergang von der einen in die andere möglich, sie existieren räumlich zwar gleichzeitig, aber die Qualitätsunterschiede, physikalisch ausgedrückt, die Wellenlängen, die Frequenzen, sind so unterschiedlich, daß es keinerlei Verbindung geben kann.

Nun ist als einziges Wesen der Erde der Mensch zweifach: Einerseits von der Natur mit einem tierischen Körper versehen – auch unser Empfindungs- und Wahrnehmungsleben ist nichts wesentlich anderes, deswegen der Mensch auch der *König der Tiere* genannt wird – und andrerseits wahrhaft *Gottmenschlich*, seiner innersten Bestimmung nach, da in ihm versunken das Prinzip der Ewigkeit liegt.

Paracelsus: Ob ich gleichwohl den Menschen ein Tier nenne, so weiß ich wohl den Unterschied zwischen dem Menschen und den Tieren; der liegt allein in dem Bildnis und im Geist.

Dieses Geistprinzip, das ist das Christusprinzip im Menschen, der Göttliche Same, der drängt zum Felde seiner Bestimmung, zum Felde der Gnosis, oder in der bekannten Sprache der Evangelien: zum Hause des Vaters zurück.

Paracelsus: Ein Vieh frisst wie das Vieh, und auch der Mensch, insoferne er ein Vieh ist, frisst wie dieses von der Erde. Er soll jedoch nicht wie ein Vieh sein, sondern soll als ein vom Ewigen her Bestimmter aus dem gespeist werden, was ewig ist. Denn er ist nicht als Vieh geschaffen, sondern als Mensch, als Ebenbild Gottes und als Sein Gleichnis... Der viehische Leib ist ein anderer als jener, der sich von dem Baume nährt, der aus der Wurzel Gottes, unseres Vaters, wächst. Dieser Leib des Menschen ist nämlich der ewige Leib, Gott nachgebildet, Ihm gleich und darum unsterblich. Als unsterblicher wurde der Mensch geschaffen und in das Paradies geführt, wo es noch keinen Tod gab. Erst als er daraus verjagt wurde, ist er dem Tode unterworfen worden. Da verlor er den einen Teil seines Wesens: das heißt, er blieb noch dem Bildnis Gottes gleich, aber nimmer seinem Wesen. Das nahm ihm der Tod.

Das Bildnis des Schöpfers, der Same der Ewigkeit, er liegt begraben inmitten des Mikrokosmos, dort wo sich das Herz des Menschen befindet. Wartend, geduldig wartend bis ein Mensch auf den Ruf aus dem Herzen reagiert und sich beunruhigt – nun da er Fremdling geworden auf Erden – auf die Suche macht.

Der Mensch – ein Mikrokosmos

Die Sprache der Weisheit lehrt von altersher, daß der ursprüngliche Mensch ein *Mikrokosmos*, eine vollständige kleine Welt ist und als solche unsterblich. Die sichtbare Persönlichkeit, wie wir sie kennen, die empfindet, denkt, handelt, reagiert, sie ist nur deren *zeitweiser* Bewohner. Wir hörten von der abgetrennten Welt, der gefallenen – die Persönlichkeit, die ihr entspricht, das sind wir. Wir hörten von der Welt des Lichtes, ihr entspricht eine Kleine Welt des Lichtes, ein vollkommener Mikrokosmos.

Paracelsus: Wie wunderbar ist der Mensch geschaffen und gestaltet, wenn man in sein wahres Wesen dringt. Und es ist etwas großes – bedenkt das einmal – dass es nichts gibt im Himmel noch auf Erden, was nicht auch im Menschen sei... In ihm ist Gott, der auch im Menschen ist, und alle Kräfte des Himmels wirken sich auch im Menschen aus. Wo anders ist der Himmel wiederzufinden, wenn nicht im Menschen? Da Er aus uns wirkt, so muss Er wohl aus uns sein. Darum weiß Er unsere Bitte schon, bevor wir sie aussprechen, denn Er ist unserem Herzen näher als unserer Rede... Schön und groß, edel und gut hat Gott sich seinen Himmel im Menschen erbaut; denn Gott ist in Seinem Himmel, das heißt im Menschen. Sagt er doch selbst, Er sei in uns und wir seien Sein Tempel.

Inmitten des Mikrokosmos, mit dem Herzen des Menschen korrespondierend, liegt der letzte Rest aus dem verlorenen Paradies – der göttliche Same – gefangen in der Materie, wartend auf den Befreier, der die *Verklärung* ermöglicht.

Was wird verklärt, was wird verherrlicht? Begehen wir nicht den Irrtum zu glauben, es wäre die materielle, die sterbliche Persönlichkeit – das Urteil über diese ist gesprochen. Verklärt, verherrlicht wird der Same, aus dem – mystisch angedeutet – der Flammenleib des Feuervogels aufersteht als der vollkommen reale, der tatsächliche Neue Mensch: *Die Erneuerung des ursprünglichen Mikrokosmos.*

PARACELSUS: Die erste Scheidung, mit der wir beginnen müssen, fängt beim Menschen an: er wird Mikrokosmos genannt – das heißt die kleine Welt... Unser Erdenleib ist aber unfruchtbar, ohne Wert. Fruchtbar wird er gemacht durch Gott, auf dass aus Ihm ein anderer Leib hervorgehe: der Leib, der da auferstehen wird... Von dieser Auferstehung aber sollen wir wissen, dass sie

> nicht in dem Fleische geschieht, in dem wir hier verweilen. Denn dieses stammt von der Erde und gehört nicht in den Himmel. Auch kann der irdische Leib keine Verklärung erfahren, denn er verbrennt und vergeht im Endfeuer. Am jüngsten Tag ersteht aus uns jedoch das andere Wesen, das aus dem anderen Adam ist und aus Gott geboren.

Der jüngste Tag --- der erste Tag im Strome der Ewigkeit --- das Ewige Jezt; keine Gerichte oder dergleichen nach dem Tode unseres Körpers: Der Mikrokosmos ist wieder erstanden in seiner ursprünglichen Herrlichkeit.

Der jüngste Tag --- die Auferstehung und das Leben --- die Wiedergeburt im Lande der Ewigkeit. --- Tod, wo ist den Stachel, Hölle, wo ist dein Schrecken?

Über die Erneuerung

Es gäbe nicht die Religionen, es gäbe nicht die Sagen und Mythen, und heiligen Legenden, nicht die bedeutenden Märchen, wenn da nicht doch die Möglichkeit eines Überganges, eines Übertrittes von einem Gebiet in das andere wäre.

Den Weg und den Prozeß von einem Lebensfeld in das andere heißt *Transfiguration*, Persönlichkeitswechsel, in der heiligen Sprache der Alten: die Auferstehung, die Verherrlichung. Wollen wir von der einen in die andere Welt durchdringen, was, wie wir hörten, so einfach nicht möglich ist, muss ein großer Veränderungsprozeß im Menschen beginnen; ein Prozeß, in dem alles das, was an die Erde bindet, gelöst wird: sukzessive werden die Wurzeln verlassen, die der *alte Adam* in der Erde hat, erst dann kann die Verheißung der Ewigkeit aus dem Menschen der Natur auferstehen.

Gustav Meyrink: Heute, am 7. August 1930, fiel es mir plötzlich wie Schuppen von den Augen und ich weiß nun, was der Zweck allen Daseins in Wahrheit ist. Nicht sollen wir uns durch Joga selbst verändern, sondern wir sollen quasi einen Gott bauern, oder christlich gesprochen: wir sollen ... Christo ... vom Kreuz nehmen! Den alten Mann, den ich immer in der Ferne sehe, soll ich also krönen und zum Herrscher meines Lebens machen... Er ist also dann der Adept... Er wird wachsen, ich aber werde verschwinden. (Das ist der Sinn der Rede des Täufers!)... Bisher war falsch und die Ursache alles meines Leidens, daß ich nicht klar wußte und glaubte, ich müßte mich vervollkommnen, mich und nicht ihn! Die Tantrikübungen sind also wie alle Askese falsch, führen in den Abgrund und sind eigentlichste schwarze Magie! Jetzt weiß ich auch, weshalb der alte Mann immer so unbeweglich war wie ein Bild! Eben weil ich an mir arbeitete und nicht an ihm. Der Alte also ist Christos und wir müssen ihn losbinden und ihn mächtig machen, dann erst kann er Wunder tun!

(Aus: *Tagebucheintragung von Gustav Meyrink; zit. nach F. Smit* S. 272)

Ist die Sehnsucht groß, drängt die Ahnung nach dem die Zeiten Überdauernden, nach dem höchsten Arcanum oder dem *Unzerstörbaren*, dann wird der Mensch zum Sucher, und gesetzmäßig wird er mit der großen Möglichkeit der Regeneration des Mikrokosmos verbunden. Da das Natürliche das Geistige nicht ererben kann, so muss also der Prozeß der Umwandlung beginnen. Der

Kreis des Chaos kann durchbrochen werden durch den Kreis der Ordnund des Alls --- der Ewigkeit.

Das *Mysterium Magnum*, das große Geheimnis der Gottwerdung, ist die radikale, die totale Veränderung des so beschädigten Mikrokosmos, der wir jetzt sind – beschrieben in der Weisheitssprache durch die Epochen, detailliert niedergelegt in den uns so bekannten Evangelien. Gesegnet, wer diese befreien kann von Missbrauch und Staub der Geschichte ---.

Lassen Sie uns einen Blick auf die Evangelien werfen, bevor wir uns wieder Theophrastus zuwenden der einst schrieb:

> *Es ist die Summe der Botschaften des Johannes, dass unser Heiligtum muss auf Erden begonnen werden und Sein...*

Zum Zeugnis wurde Johannes in die Welt geschickt, er ist nicht das Licht, aber er zeugt vom Licht, das in die Finsternis scheint ---, er soll die Wege bereiten für seinen Herren, dessen Schuhriemen zu binden er sich nicht würdig weiß. Verstehen wir diesen Johannes nicht als historische Figur, möge er gelebt haben oder nicht. – Johannes, der Prototyp des suchenden Menschen, der weiß, daß er *nur* die Wege zu bereiten hat, um Jesus in seinem eigenen Mikrokosmos zu begegnen, am Jordan, dem Grenzfluß, und der dann ans andere Ufer ziehen kann. Jesus, die neue Seele, bereit den Christus, den Geist, zu empfangen.

Johannes kann aus der Geschichte scheiden, denn die Lichtgeburt Gottes in ihm hat stattgefunden; der Ort, an dem dies geschah, ist Bethlehem. Wo liegt Bethlehem? – Es ist die Grotte deines eigenen Herzens, Sucher ---

Und Angelus Silesius klingt vertraut, ja wie immer schon bekannt:

> *Wäre Christus tausendmal in Bethlehem geboren und nicht in dir, du wärst doch ewiglich verloren.*

Die Gnostiker nennen die Haltung dessen, der die Überwindung anstrebt, *Gelassenheit*, das ist Gleichmut den Dingen der Welt gegenüber. Das Evangelium spricht zum Sucher: *Er, der andere in mir, Christus, muss wachsen, ich aber muss abnehmen*. Und Paulus: *Ich sterbe täglich.*

Die Katharer des Mittelalters sprachen vom *Endura* (e-duro, wörtl.: aus der Wüste), der Ersterbung den Dingen der Natur gegenüber. Und bei Lao Tse: *Wu-Wei, Tun im Nicht-Tun*. Heißt: inneres Loslassen der veränderlichen Welt. Heißt nicht: Weltflucht und Askese, überspannte Lebensführung in äußerer Einsamkeit. Heißt aber: Durch die innere Gewissheit des wunderbaren Werdungsprozesses wird ohne Einsatz des Ich-Will, ohne die so gewohnte Selbstbehauptung der bleierne Anker am Boden der Welt gelichtet.

Und in der heutigen Sprache: das Neutralwerden der polaren Welt gegenüber. Nach außen hin sehr unauffällig, die Pflichten erfüllend, mit Abstand zu den Fleischtöpfen der Welt, geht der nun zum Pilger gewordene Sucher seinen Gang zur Überwindung.

Der alchymische Prozeß im Inneren, bis in die Anatomie

des natürlichen Leibes, geschieht ruhig und stetig; geschieht im alles Alte abbrechenden und erneuernden Feuer des Geistes. Und auf's Neue wird zu dir gesprochen, Sucher:

PARACELSUS:...eine Prüfung des Goldes bedeutet, so ist es auch ein Gleichnis für die Erprobung des Auferstehungsleibes. Denn auch dieser wird alle Schlacken des irdischen Leibes abstreifen müssen und einer noch viel härteren Feuerprobe bedürfen; er wird ein Herrichten, Schmelzen und Zubereiten durchmachen, ein Tingieren und Verwandeln zu erleiden haben, auf daß er ganz und lauter werde. Das bedeutet nicht, daß das Unreine rein, das Verwesliche, das Trübe lauter werde. Denn Unreines bleibt immer unrein, Kot bleibt Kot; aber die Perle, die sich darin verbarg, wird daraus hervorgehoben, und sie ist es, die dereinst verklärt wird. Die Perle selbst ist ja niemals unrein gewesen, aber sie lag in der Finsternis verborgen.

Die Perle, der Samen des Ewigen in uns, er ruft den Menschen schon seit Äonen --- Das Unreine, die Erde, deren höchste Aufgabe es sein kann, das Makellose in sich erstehen zu lassen --- dann hat sie ihre Aufgabe erfüllt und kann wieder zur Erde werden --- Der Feuervogel ist aus der eigenen Asche auferstanden.

PARACELSUS: Das Summum bonum, das Höchste Gute, ist so beschaffen, daß weder Gold noch Silber noch anderes, was aus den Elementen stammt, darüber steht. Nichts kann das Höchste Gut sein, als was unsterblich, ewig und unvergänglich ist und über uns allen steht. Darum ist es ein Irrtum, von etwas Vergänglichem als vom Wert des höchsten Gutes zu reden. Nur der ist Herr, der das Sterbliche überwindet, und der zuletzt überwindet, der ist der Rechte.

Die Seele in uns ist es, die nach dem höchsten Gut trachtet, nicht der Leib und was zu ihm gehört...

Die Überwindung des Sterblichen bedeutet, frei zu werden von den Banden der Welt. Der Neue Mensch lebt aus dem Atem der Gnosis, aus dem Atem Gottes und wird, so lange es ihm gegeben ist, in der Welt tätig sein, um selber für die Sucher nach dem Höchsten Guten zu einem Wegweiser zu werden. Wenn die Zeit gekommen ist, wird er seinen Körper ablegen wie einen Mantel, der ausgedient hat – den Tod wird er nimmer mehr schauen, der ist verschlungen in den Sieg; denn er ist freiwillig den ersten Tod gestorben: das Bewußtseinsblei wurde losgelassen und im Feuerprozeß des Logos ins geistige Gold transmutiert. --- Aus den Schlacken des Stoffes ergießt sich das strahlende Licht der Ewigkeit, leuchtend für alle, die noch in der Finsternis nach dem Lichte suchen.

III - 5

Die himmlische Medizin

Die Ewigkeit, die sich in die Zeit gesenkt hat, das Wasser des Lebens, das Universelle Heilmittel, die *tinctura magica* der einstigen und heutigen Alchymisten wartet als unvergängliche Wirklichkeit auf jene, die sich nach der Überwindung sehnen.

PARACELSUS: Die himmlische Medizin hat auf der Erde keinen anderen Acker, auf welchem sie wächst oder in dem sie verborgen liegt, als den Auferstehungsleib, den Neuen Leib des Menschen. Nur in diesem haben alle Wörter Kraft und Wirkung hier auf Erden. Diese Medizin wirkt nach dem Willen des Menschen der Neuen Geburt; in ihm liegen alle Kräfte. Denn sie wirkt nicht im sterblichen Leib, sondern im Ewigen.

Mögen viele den Ruf, der durch die Zeiten klingt, verstehen.

Die Arche ist bereit,
das Meer ist ruhig,
der Wind ist günstig.
(Mirdad)